südwest

Dr. Isa Grüber

Kinesiologie

Energiebalance für mehr
Gelassenheit und Lebensfreude

Inhalt

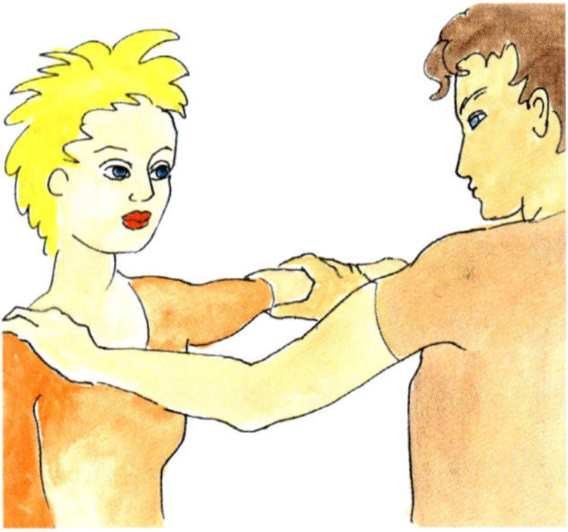

Was ist Kinesiologie?

Kinesiologie ist sowohl eine Behandlungsmethode als auch eine Selbsthilfemethode. Sie beruht auf der Traditionellen Chinesischen Medizin und wirkt wie Akupunktur ohne Nadeln. Sie können damit

- Stress abbauen
- Ängste überwinden
- Blockaden auflösen

Was bedeutet Kinesiologie?

Der Name setzt sich zusammen aus den beiden Begriffen kinesis = Bewegung + logos = Lehre. Kinesiologie bedeutet also wörtlich Lehre von der Bewegung oder von den Bewegungsabläufen. Das heißt: Wir sind dann gesund und fühlen uns wohl, wenn wir uns frei bewegen können und alle natürlichen Lebensprozesse im Körper im Fluss sind. Was bedeutet das konkret?

Wir sind gesund, wenn alles fließt

Im menschlichen Körper fließen

- Blut – das Lebenselixier schlechthin
- Lymphe – die körpereigene Müllabfuhr
- Liquor – die Gehirn- und Rückenmarksflüssigkeit
- Energie – der Motor für alle Körperfunktionen
- Bewegung – das freie Zusammenspiel der Muskeln
- Nervenimpulse – die körperinterne Kommunikation
- Gedanken – die Steuerzentrale im Gehirn

Stress führt zu Energiestau

Besonders der letzte Punkt ist wichtig. Normalerweise, in entspanntem Zustand, tauchen Gedanken auf und verschwinden wieder, neue Gedanken kommen und gehen. Wir können ihnen dabei zuschauen wie den Wolken am Himmel, die vorüberziehen. Unter Stress drehen sich die Gedanken im Kreis, wie ein Hamster im Laufrad. Wir fixieren uns auf bestimmte Ideen und denken die gleichen Gedanken wieder und wieder. Das hat körperliche Folgen. Stresshormone werden ausgeschüttet. Muskeln spannen sich an, Puls und Blutdruck steigen, die Atmung wird flach oder stockt sogar ganz. Auch die Energie fließt nicht mehr gleichmäßig durch den ganzen Körper. In den Meridianen, den Autobahnen der Körperenergie, kommt es zum Stau. An manchen Stellen entsteht

Unterenergie. Sie zeigt sich zum Beispiel in Durchblutungsstörungen, kalten Händen oder Füßen. An anderer Stelle entsteht Überenergie, etwa als Kopfschmerz oder Nackenverspannungen.

Wie baut der Körper Stress ab?

Der Körper hat drei Möglichkeiten, Stress abzubauen:

- Bewegung
- Ruhepausen
- Energiebalance

So baut Kinesiologie Stress ab

Die Kinesiologie geht den Weg der Energiebalance. Bei der kinesiologischen Behandlung fragen wir den Körper mit dem Muskeltest, wo das Gleichgewicht gestört ist und was er braucht, um es wiederherzustellen. Dann stimulieren wir beispielsweise Akupunkturpunkte oder andere wichtige Reflexpunkte. Diese wirken direkt auf das Blutgefäß-, Lymph- und Energiesystem. Gestaute Energie kommt wieder ins Fließen. Der Körper baut die Stresshormone ab, und Entspannung tritt ein. Verkrampfte Muskeln beginnen sich zu lockern. Die Gedankenmühle kommt zum Stillstand. Der Kopf wird frei, wir spüren neue Kraft für den Alltag.

Kinesiologie als Selbsthilfemethode

Dieses Buch bietet Ihnen leicht durchführbare Selbsthilfetipps für den Alltag. Sie erfahren, welche Energiestörungen Stress, Ängste und Blockaden in Ihrem Körper auslösen und wie Sie diese mit einfach anwendbaren Techniken beseitigen können. Alles, was Sie dafür brauchen: Das Basiswissen aus diesem Buch, Ihre Hände und ein paar Minuten Ruhe.
Die hier vorgestellten Methoden zum Auflösen von Energieblockaden beruhen auf meiner langjährigen Praxiserfahrung mit Kinesiologie. Ich selbst benutze diese Übungen in Stresssituationen auch und möchte sie in meinem Leben nicht mehr missen. Profitieren auch Sie von der Energiebalance durch Kinesiologie für ein ausgeglichenes und gesundes Leben.

Kurze Entstehungsgeschichte

Die Ursprünge der Kinesiologie reichen bis in die 60er Jahre zurück. Damals machte der amerikanische Arzt und Chiropraktiker Dr. George Goodheart bei der Arbeit mit seinen Patienten eine überraschende Entdeckung.

- die Meridianenergie balancieren und so emotionalen Stress abbauen,
- durch Stressabbau und Energiebalance wiederum Muskeln stärken.

Die Kinesiologie denkt ganzheitlich und setzt an *einer* Stelle an. Sie nutzt alle diese Methoden und stellt damit in Körper und Seele wieder Gleichgewicht und Gesundheit her. Um herauszufinden, welche Methode die beste ist, fragt sie den Körper mit dem Muskeltest, was ihm gut tut und was nicht. Wie das genau geht, erfahren Sie jetzt.

Der Muskeltest – den Körper fragen, was ihm gut tut

Mit dem Muskeltest kann man dem Körper Fragen stellen. Wie das funktioniert und worauf man dabei achten muss, kann man in Workshops erlernen. Zum Beispiel kann der Muskel nur mit Ja oder Nein antworten. Ein starker Muskel bedeutet Ja, ein schwacher Muskel sagt Nein. Fragen wie »Welche dieser drei Cremes verträgt meine Haut?« kann der Körper nicht beantworten. Man muss eine Creme nach der anderen austesten und jedes Mal dabei fragen: »Kann meine Haut diese Creme vertragen?« Dann gibt der Muskeltest die klare Antwort Ja oder Nein.

Probieren Sie selbst

Gewinnen Sie einen ersten Eindruck vom Muskeltest und probieren Sie selbst. Sie brauchen dazu eine Testperson, die dieses Experiment gern mit Ihnen machen möchte. Vergewissern Sie sich, dass sie keine Beschwerden oder Schmerzen in Schulter und Arm hat.

Was geschieht beim Muskeltesten?

Das Grundprinzip: Stress schaltet Muskeln ab. Die einfache Erklärung dafür: In ausgeglichenem Zustand fließt die Meridianenergie durch den ganzen Körper. Alle Muskeln, Gelenke, Organe usw. werden mit Energie versorgt. Bei Stress kommt es zu Energieblockaden in den Meridianen. Auch der getestete Muskel bekommt keinen Strom mehr und kann nicht halten. Es ist wie eine Art Kurzschluss im System. Der Muskel ist nicht krank, aber im Augenblick nicht funktionsfähig. Dazu genügt bereits ein Ministress wie die Nennung des falschen Vornamens.

Der Muskeltest

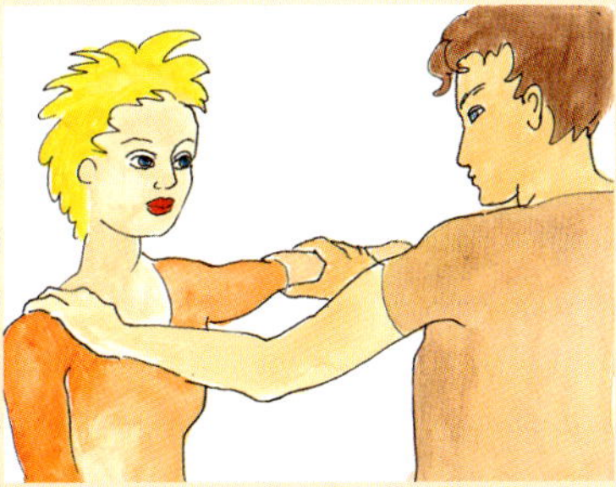

- Stellen Sie sich Ihrer Testperson gegenüber.
- Bitten Sie sie, den linken Arm zur Seite auszustrecken. Der Ellbogen ist dabei durchgedrückt, die Handfläche zeigt nach unten. Der Arm bildet eine Linie parallel zum Boden.
- Legen Sie nun Ihre linke Hand zur Stabilisierung auf ihre linke Schulter.
- Ihre rechte Hand legen Sie auf den ausgestreckten Arm der Testperson, genau oberhalb des Handgelenks.
- Erklären Sie Ihrer Testperson, dass Sie gleich versuchen werden, ihren Arm herunterzudrücken und sie dabei Gegendruck nach oben ausüben soll.
- Sagen Sie nun »Halten!« und drücken Sie gleich darauf auf den Unterarm der Testperson. Der Druck sollte gerade so fest sein, dass Sie spüren, ob der Muskel halten kann oder nach unten nachgibt.
- Sobald Sie feststellen, dass der Muskel entweder hält oder nachgibt, hören Sie auf zu drücken. Längeres Drücken ermüdet nur.
- Ist der getestete Muskel stark, können Sie ihn einsetzen, um dem Körper Fragen zu stellen.

Der Namenstest

- Bitten Sie Ihre Testperson zu sagen »Ich heiße …« und ihren Vornamen.
- Unmittelbar darauf machen Sie den Muskeltest. Sie sagen »Halten!« und üben Druck auf den ausgestreckten Arm Ihrer Testperson aus.
- Der Muskel sollte beim richtigen Namen stark testen, also halten.
- Dann bitten Sie Ihre Testperson, »Ich heiße …« und einen x-beliebigen Vornamen zu sagen.
- Machen Sie gleich darauf den Muskeltest. Sagen Sie »Halten!« und üben Sie Druck auf den ausgestreckten Arm Ihrer Testperson aus.
- Der Muskel sollte bei dem falschen Namen schwach testen, also nachgeben.

Der Zigarettentest

Bei diesem Test erfragen Sie die Wirkung einer Zigarette auf den Körper Ihrer Testperson. Die Zigarette muss dabei nicht angezündet sein.

- Im ersten Schritt machen Sie einen Muskeltest. Die Testperson streckt den Arm zur Seite aus. Sie legen Ihre Hand auf ihren Unterarm, sagen »Halten!« und versuchen sanft, den Arm nach unten zu drücken.
- Der Muskel sollte normalerweise stark testen, also halten.
- Bitten Sie nun Ihre Testperson, eine Zigarette in den Mund zu nehmen.
- Dann machen Sie den Muskeltest. Sagen Sie »Halten!« und üben Sie sanften Druck auf den ausgestreckten Arm Ihrer Testperson aus.
- Der Muskel wird in der Regel schwach testen, also nachgeben.

Der Test auf Gedankenstress

- Bei diesem Test erfragen Sie die Wirkung von positiven und negativen Gedanken auf den Körper Ihrer Testperson.
- Bitten Sie Ihre Testperson, an etwas Schönes zu denken.
- Machen Sie nun den Muskeltest. Der Muskel sollte normalerweise stark testen, also halten.
- Bitten Sie nun Ihre Testperson, an etwas zu denken, das ihr Stress bereitet.
- Dann machen Sie wieder den Muskeltest.
- Der Muskel wird in der Regel schwach testen, also nachgeben.

Was ist beim Testen zu beachten?

Mit dem Muskeltest kann man dem Körper Fragen stellen, was ihm gut tut und was ihm schadet. In der kinesiologischen Praxis können wir damit möglichen körperlichen und seelischen Beschwerden auf den Grund gehen. Wir decken ihre Ursachen auf und finden heraus, was der Körper braucht, um wieder gesund zu werden.

Im Alltag kann man testen, welche Lebensmittel und Kosmetika der Körper gut verträgt. Der Muskeltest gibt genaue Auskunft darüber, wie viel Kaffee man pro Tag verträgt oder wie Farben, Musik, Textilien, Bilder im Moment auf Körper und Seele wirken. Bei Stress kann man auch Selbsthilfemethoden austesten, zum Beispiel, welche Übung oder welche Reflexpunkte in der Situation am meisten entspannen.

Behandlungsmöglichkeiten austesten

In der Praxis sind die Anwendungsmöglichkeiten tatsächlich beinahe unbegrenzt. Mit dem Muskeltest identifizieren wir Blockaden und gehen ihnen auf den Grund, zum Beispiel finden wir die tiefere Ursache der Rückenschmerzen oder der Migräne. Dann fragen wir den Körper, welche kinesiologischen Korrekturen optimal für ihn sind, und führen sie anschließend aus.

Muskeltesten ist eine Kunst

Wer darin perfekt werden möchte, kann lernen, worauf man achten muss, um immer zuverlässige Antworten vom Körper zu bekommen. In meiner Praxis biete ich eintägige Workshops an und vermittle Sicherheit im Muskeltesten. Ein typischer Anfängerfehler ist zum Beispiel, mit viel zu viel Kraft zu drücken. Dann wird das Testen natürlich anstrengend oder sogar zum Kampf. Darum geht es aber gar nicht. Beim Muskeltest testen wir die Energie eines Muskels, nicht seine Kraft.

> Der Muskeltest ist ein Energietest, kein Krafttest.

Der Selbsttest

Sie können auch lernen, sich selbst zu testen. Ich zeige den Selbsttest in meinen Workshops, nachdem die Teilnehmer gelernt haben, sich gegenseitig zu testen. Die meisten können damit sofort problemlos umgehen. Einige brauchen einige Übung, bis sie ihrem Selbsttest vertrauen.
Mit dem Selbsttest können Sie im Supermarkt Ihren Körper direkt fragen, welche Lebensmittel Ihnen gut tun und in der Boutique austesten, ob Sie die angeblich nickelfreien Ohrringe wirklich vertragen. In der Drogerie können Sie vor Ort mit dem Muskeltest herausfinden, welches Shampoo für Sie gut verträglich ist. Mit einiger Erfahrung im Muskeltesten können Sie gezielt fragen, was Ihnen Stress bereitet und wie Sie dagegen Abhilfe schaffen.

Stressabbau durch Energiebalance

Das ganzheitliche Grundprinzip der Kinesiologie ist: Muskeln, Körperenergien und Stress stehen miteinander in Wechselwirkung. Emotionaler Stress zeigt sich körperlich, zum Beispiel in Schulter- und Nackenverspannungen. Umgekehrt hat ein verspannter Nacken auch Einfluss auf die Gemütsverfassung eines Menschen. Greift man an einer Stelle korrigierend ein, beeinflusst man damit auch die anderen Bereiche positiv.

- Muskeln stärken balanciert auch die Meridianenergie.
- Stressabbau stärkt Muskeln und bringt Energien ins Fließen.
- Energiefluss in den Meridianen fördert emotionales Gleichgewicht.

Das chinesische Akupunktursystem

Vor 5000 Jahren entdeckten die Chinesen ihre Energielehre, das Akupunktursystem. Danach fließt Lebensenergie (chinesisch »Qi«, ausgesprochen: tschi) durch den Körper und setzt alle Körperprozesse in Gang. Sie fließt in Energiebahnen, den so genannten Meridianen. Fließt die Energie frei durch alle Meridiane, sind wir nach chinesischer Vorstellung gesund und im Gleichgewicht. Ist die Energie blockiert, kommt es zu körperlichen oder seelischen Beschwerden. An manchen Stellen kommen diese Meridiane an die Hautoberfläche. Dort sitzen die Akupunkturpunkte. Bei Energieblockaden stellen chinesische Ärzte zunächst durch die Puls-, Gesichts- und Zungendiagnose das genaue Ausmaß des Ungleichgewichts fest. Dieses behandeln sie mit Nadeln, die sie in die Akupunkturpunkte stechen, um den Energiefluss wieder in Gang zu bringen.

Meridiane und Organe

Jeder Meridian steht in Verbindung mit einem oder mehreren Organen. Es gibt insgesamt vierzehn Meridiane, zum Beispiel den Magenmeridian, den Blasen- und Gallenmeridian, den Dickdarmmeridian und den Dreifachen Erwärmer. Letzterer heißt so, weil er

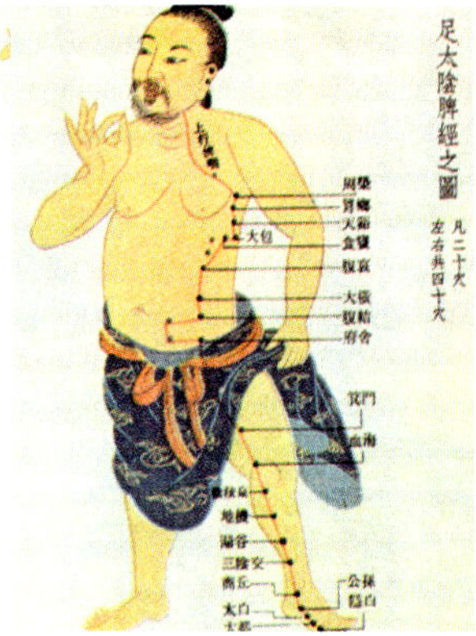

Der freie Energiefluss in den Meridianen ist für unsere Gesundheit und unser Wohlbefinden verantwortlich.

aus drei Ästen besteht und unter anderem für den Wärmehaushalt zuständig ist. Er steht in Bezug zu Schilddrüse und Nebennieren.

Meridiane und Emotionen

Schon früh wussten die Chinesen, dass auch Emotionen in Wechselwirkung mit den Meridianen stehen. Der Magenmeridian steht zum Beispiel für Angst vor der Zukunft, aber auch für mangelndes Zutrauen in sich selbst und Gier. Übermäßige Zukunftsangst führt zu Blockaden in der Magenenergie. Umgekehrt kann eine Überenergie im Magenmeridian Gier in Form von unbezähmbarer Esslust oder anderem Suchtverhalten hervorrufen.

Meridiane und Muskeln

Zu jedem Meridian gehören, wie Dr. Goodheart in den 60er Jahren herausfand, bestimmte Muskeln. Der Magenmeridian steht u. a. in Verbindung mit den Hals- und Nackenmuskeln. Bei Verspannungen im Nacken ist häufig auch ein Ungleichgewicht in der Magenenergie beteiligt. Auch im Westen kennen wir das Phänomen, dass Stress auf den Magen schlägt. Bei vielen Menschen ist der Magen die Schwachstelle im System und meldet sich bei Stress mit verschiedenen Beschwerden, zum Beispiel mit Magenschmerzen, Sodbrennen bis hin zu einer Gastritis oder einem Magengeschwür. Es lohnt sich, einmal über den Zusammenhang von emotionalem Stress, Magenmeridianenergie und Nackenverspannungen nachzudenken.

Emotionen blockieren den Energiefluss

Emotionen gehören zum Leben und schaden dem Körper natürlich nicht. Hier geht es um übermäßige oder aufgestaute und unterdrückte Emotionen. Ängste können zum Beispiel den Energiefluss im Magen- oder Blasenmeridian stauen. Wut oder das völlige Fehlen von Wut führen zu einem Energieungleichgewicht im Gallenmeridian. Ärger und Eifersucht blockieren die Energie im Dreifachen Erwärmer.

Energiebalance baut Stress ab

In der Kinesiologie balancieren wir Körperenergien, um auch emotional ins Gleichgewicht zu kommen. Übermäßige Emotionen blockieren den Energiefluss. Umgekehrt gilt: Lösen wir den Energiestau auf, löst sich auch der emotionale Stau.

Kommentare von Klienten vor und nach der kinesiologischen Energiebalance

Vorher:	Nachher:
Ich fühle mich wie gerädert, als hätte ich zwei Tage nicht geschlafen.	Ich bin erfrischt, wie nach einem kurzen Urlaub. Ich hatte ganz vergessen, wie schnell sich der Körper erholen kann.
Vorher: Mein ganzer Oberkörper ist ganz und gar verspannt. Ich fühle mich wie in einer Ritterrüstung, total eingeengt.	*Nachher:* Ich kann wieder frei atmen. Die Rüstung hat sich gelockert. Jetzt passt am Oberkörper alles. Es fühlt sich viel freier an.

Akupunktur ohne Nadeln

Die Meridiane, ihre zugehörigen Organe und damit die gesamte körperliche und seelische Verfassung lassen sich auch ohne Nadeln positiv beeinflussen. Sie können Ihr Energiesystem mit Kinesiologie gut ins Gleichgewicht bringen.

Balancierung von Körperenergien mit Kinesiologie

Die Akupunkturpunkte werden dabei berührt, massiert oder geklopft. Die Energie im entsprechenden Meridian erhält ein Signal und kommt wieder ins Fließen. Energieblockaden lösen sich auf. Menschen mit einem guten Körpergefühl spüren dann vielleicht, wie wohlige Wärme sich in Bauch oder Brustkorb ausbreitet. Der Stresspegel fällt, die Emotionen beruhigen sich.

Ein Beispiel aus der kinesiologischen Praxis

Wie Kinesiologie als Behandlungsmethode und als Selbsthilfemethode funktioniert, erläutere ich an einem Beispiel aus meiner Praxis.

Beispiel Prüfungsangst

Kevin, 26, leidet unter Prüfungsangst. In drei Wochen steht eine wichtige Klausur an. Bis dahin muss er noch eine Menge Stoff lernen, er kann sich aber nicht konzentrieren. Seit einiger Zeit schläft er schlecht.

Kinesiologische Hilfe in drei Schritten

Kevin wirkt angespannt und nervös. Seine Schultern sind leicht hochgezogen. Nach einem Vorgespräch erarbeiten wir drei Schritte:

1 Zunächst gehen wir gemeinsam seiner Prüfungsangst auf den Grund. Mit dem Muskeltest decken wir Ursachen und Energieblockaden auf.

2 Dann suchen wir nach optimalen kinesiologischen Korrekturen für ihn. Damit entspannen wir seine Muskeln und setzen gestaute Energien wieder frei.

3 Zuletzt zeige ich ihm sein individuelles Selbsthilfeprogramm. Damit kann er sich selbst schnell in einen konzentrierten Zustand versetzen.

Schritt 1: Ursachen austesten

Ich zeige Kevin nun den Muskeltest. Dazu drücke ich seinen gestreckten Arm nach unten und bitte ihn, dagegen zu halten. Wenn Kevin an die Prüfung denkt, haben seine Muskeln keine Kraft. Ich kann seinen Arm mit Leichtigkeit herunterdrücken. Sein Muskel ist wie aus Watte. Kevin ist verblüfft. Bereits ein kurzer Gedanke an die Prüfung genügt, und schon schalten seine Muskeln ab.

Unter Stress schalten nicht nur seine Muskeln ab, sondern auch sein Gehirn. Eine Ursache ist die Erinnerung an eine seiner früheren Klausuren. Damals geriet Kevin unter Zeitdruck plötzlich in Panik und konnte nicht mehr klar denken. Obwohl er den Stoff beherrschte, war er nicht dazu in der Lage, die Fragen richtig zu beantworten. Er hatte keinen Zugang mehr zu seinem Wissen. Mit einigen weiteren Muskeltests finde ich heraus, wo genau die Blockaden in seinem Gehirn liegen.

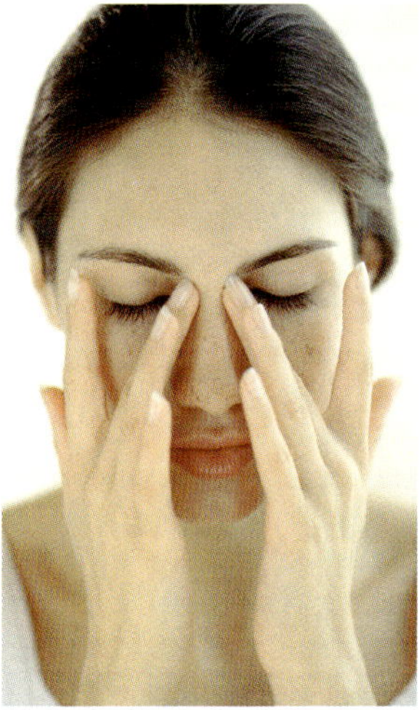

Klopfakupressur am Blasenmeridian.

Schritt 2: Korrekturen austesten und durchführen

Die Panik führt bei Kevin dazu, dass er völlig chaotisch wird, und das, weil seine linke Gehirnhälfte abschaltet. Diese Seite des Gehirns speichert Fakten und Zusammenhänge. Daher fällt es ihm so schwer, sich beim Lernen zu konzentrieren. Erstens kann er in diesem Zustand den neuen Lernstoff nicht richtig einordnen, und zweitens speichert die linke Gehirnhälfte die Daten nicht korrekt ab.

Nun testen wir aus, wie er die Blockade in seinem Gehirn auflösen kann. Einige Korrekturen machen wir gemeinsam. Kevin denkt an die traumatische Klausur und aktiviert auch sein Körpergedächtnis. Währenddessen balanciere ich sein Energiesystem aus. Dazu klopfe ich bestimmte Akupunkturpunkte. Kevin wird zusehend ruhiger, die Anspannung in den Muskeln lässt nach. Danach aktiviert er seine linke Gehirnhälfte wieder voll fürs Lernen. Er braucht dazu ein paar gezielte Bewegungsübungen und eine Konzentrationsübung. »Ich kann wieder klar denken«, sagt Kevin nach einer Weile. »So kann ich mich konzentrieren und mir den ganzen Stoff merken. Ich schaffe das.«

Individuelles Selbsthilfeprogramm zeigen

In der Praxis gehe ich die Übungen mit ihm durch. Zwei haben ihm besonders gut getan. Diese wiederholen wir und ich zeige ihm, worauf er achten muss. Kevin kann sich nun jedes Mal vor dem Lernen selbst in einen optimalen Zustand bringen. Der Lernstoff erscheint ihm nicht länger wie ein nicht zu bewältigender Berg. Er macht einen Zeitplan und nutzt die verbleibende Zeit bis zur Klausur, um sich so gut wie möglich vorzubereiten. Kurz vor der Prüfung wendet er zum letzten Mal sein Selbsthilfeprogramm an. Dann geht er ruhig und konzentriert in die Prüfung und gibt sein Bestes.

Selbsthilfe für Erwachsene und Kinder

Mit Kinesiologie kann man

- Stress abbauen und Ruhe und Gelassenheit finden,
- Ängste überwinden und in die eigene Kraft kommen,
- Blockaden auflösen und neue Lebensfreude gewinnen.

Dies geschieht entweder in Sitzungen mit professionellen Kinesiologen oder durch Selbsthilfe. In diesem Buch beschreibe ich verschiedene Selbsthilfetechniken, die Sie leicht bei sich und Ihren Kindern anwenden können.

Erfahrungen aus der Praxis

Alle hier beschriebenen Tipps beruhen auf den Erfahrungen aus meiner eigenen Praxis. Als Heilpraktikerin arbeite ich seit fünfzehn Jahren mit Kinesiologie. Meinen Klienten zeige ich gern für sie maßgeschneiderte Selbsthilfeübungen. So können sie auch selbst etwas für ihr körperliches und emotionales Gleichgewicht tun.
Die Selbsthilfetechniken sind wertvoll für den Alltag. Durch emotionalen Stress verursachte Beschwerden wie Nackenverspannungen oder Schlafstörungen sprechen gut auf sie an. Sie haben damit ein effektives Instrument zur Hand, um sich immer wieder schnell in Balance zu bringen.

Klopfakupressur

Seit über zehn Jahren setze ich das Klopfen von Akupunkturpunkten bei emotionalen Belastungen ein. Die Erfolge mit dieser genialen und doch einfachen Methode sind verblüffend. In diesem Buch zeige ich Ihnen, welche Punkte Sie bei welcher Art von Stress, Angst oder Blockaden klopfen müssen.

Energieübungen

Diese Übungen erhöhen den Energielevel. Wir berühren, massieren oder klopfen Reflexzonen und -punkte für eine entspannte Muskulatur, ein waches Gehirn oder ein starkes Immunsystem.

Bewegungsübungen

Bewegungsübungen fördern die Koordination der beiden Körperhälften und damit den Informationsaustausch im Gehirn. Sie verbessern das Körpergefühl und stärken die Konzentration.

Soforthilfe und regelmäßige Anwendung

Es gibt zwei Wege, wie Sie diese Selbsthilfeübungen anwenden können:

- als Soforthilfe bei akuten Problemen,
- als Dauerhilfe zum regelmäßigen Stressabbau.

Soforthilfe mit Kinesiologie

Soforthilfe ist bei akutem Stress angezeigt. In wenigen Minuten spüren Sie Erleichterung. Der Druck lässt nach, die Energie kommt wieder ins Fließen. Vielleicht nehmen Sie wahr, wie Ihr Kopf leer wird und Ihre Gedanken zur Ruhe kommen. Vielleicht spüren Sie wohlige Wärme in Ihrem Körper. Sie können entspannt neue Ideen entwickeln. In manchen Lebensphasen laufen die Batterien leer, es bleibt keine Zeit oder Energie, um einmal gründlich zu entspannen und aufzutanken. Stress, Anspannung und Sorgen wachsen ins Unermessliche. Wem es gelingt, Stress regelmäßig abzubauen und immer wieder zur Ruhe zu kommen, der tut langfristig etwas für seine Gesundheit und wird kreativer und leistungsfähiger.

Selbsthilfe für Kinder

Auch Kinder leiden unter Stress, zum Beispiel in der Schule, bei den Hausaufgaben und nicht selten auch in der Freizeit. Daher können sie gar nicht früh genug lernen, mit Stress umzugehen und Ängste zu überwinden.

Eltern helfen ihren Kindern

Die hier vorgestellten Selbsthilfetechniken sind so einfach, dass Kinder sie leicht erlernen können. Eltern zeigen ihren Kindern, wie sie, wenn sie an das gefürchtete Diktat am nächsten Tag denken, dabei die Stirnhöcker halten, bis die Angst verschwunden ist. Kleineren Kindern können die Eltern mit der Entspannungsübung helfen, die ich bei Schlafstörungen beschreibe. Die Eltern halten den Kopf des Kindes mit der einen Hand und legen ihm die andere auf die Stirn, bis das Kind ruhig oder eingeschlafen ist. Angstpunkte klopfen funktioniert wunderbar bei Kindern. Sie finden meist sehr schnell zu ihrer natürlichen Kraft und Zuversicht zurück. Zeigen Sie Ihrem Kind mit dem Muskeltest, wie es vorher schwach und nachher stark testet. Das ist für Kinder sehr überzeugend.

Tipps für die erfolgreiche Anwendung

Alle hier vorgestellten Selbsthilfetechniken sind leicht durchzuführen. Sie brauchen dazu keine Hilfsmittel und können sie überall einsetzen. Jede Übung ist in einer genauen Anleitung Schritt für Schritt beschrieben. Wenn Sie bereits in einem Workshop oder einer Behandlung persönliche Erfahrungen mit Kinesiologie gemacht haben, betreten Sie mit der einen oder anderen Übung sicher vertrautes Terrain. Sollten Sie aber bisher von Kinesiologie nur gehört haben und nur wissen wollen, wie es funktioniert, sind die folgenden Tipps für Sie besonders beachtenswert.

Nehmen Sie sich am Anfang etwas Zeit

Ich empfehle Ihnen, sich beim ersten Mal eine Viertelstunde Zeit zu nehmen, bevor Sie die erste Übung ausprobieren. Am besten reservieren Sie diese Zeit, wenn das möglich ist, ganz für sich. Sorgen Sie dafür, dass Sie in diesen Minuten wirklich völlig ungestört sind.

Lassen Sie sich auf das Neue ein

Jede Methode ist am Anfang stets fremd und ungewohnt. Nach einer Weile wird sie normal und man denkt nicht mehr lange nach, sondern tut es einfach. Was Sie bei den in diesem Buch vorgestellten Selbsthilfetechniken erleben werden, hängt auch davon ab, wie groß Ihre Bereitschaft ist, sich darauf einzulassen. Schließen Sie mit Ihren eventuell vorhandenen Widerständen und Zweifeln einen Pakt, das Neue einmal auszuprobieren. Seien Sie neugierig auf die Methode.
Es gibt kein festes Ergebnis bei den Übungen. Entspannung kündigt sich vielleicht durch einen tiefen Atemzug an. Ein Gefühl der Erleichterung macht sich breit. Oder Sie sind einfach froh, dass Sie gerade an nichts denken, und genießen Ihre innere Ruhe. Beim nächsten Mal erleben Sie bei der gleichen Übung möglicherweise etwas ganz anderes.

Individuelle Ergebnisse

Eine Klientin mit großen existenziellen Problemen erlebte in einer Behandlung einen Durchbruch. Bei einer entspannenden Übung platzte plötzlich die Sorgenblase. Ihre frühere Zuversicht und Tatkraft kehrten zurück. Dabei nahm sie sehr große Klarheit und ein weißes Licht in ihrem Kopf wahr. Ganz begeistert zeigte sie ihrem Mann zu Hause die Übung. Er probierte sie bereitwillig aus und wartete immer auf das weiße Licht. Als es nicht kam, dachte er, die Übung funktioniere bei ihm nicht. Später, in meiner Praxis, klärte sich das Missverständnis auf. Ohne Erwartungshaltung konnte er von dieser Übung auch für sich profitieren.

Konzentration ist wichtig

Wenn Sie bereit sind, konzentrieren Sie sich ganz auf die Übung. Lesen Sie zuerst die Anleitung einmal von Anfang bis Ende durch. Danach beginnen Sie Schritt für Schritt mit der Durchführung und folgen dabei den genauen Anweisungen.

Achten Sie auf Ihre Körperwahrnehmung

Das Gefühl für den eigenen Körper ist unterschiedlich ausgeprägt. Manche Menschen spüren sich kaum, andere haben ein feines Bewusstsein für die Vorgänge in ihrem Körper. Was Sie bei den hier vorgestellten Methoden wahrnehmen, hängt also von Ihrem Körpergefühl ab.

Probieren Sie so lange, bis Sie Erfolg haben

Bleiben Sie dran, auch wenn Sie beim ersten Mal noch keinen Erfolg haben. Das ist normal. Mir geht es jedenfalls so, wenn ich eine Selbsthilfeübung aus einem Buch ausprobiere. Am Anfang achte ich mehr darauf, ob ich auch alles richtig mache, als darauf, was bei der Übung abläuft. Wenn Ihnen die Übungen vertraut sind und Sie nicht mehr auf den Ablauf achten müssen, können Sie sich ganz auf die Wirkung konzentrieren.

Möglichkeiten und Grenzen der Selbsthilfe

Die Selbsthilfetechniken in diesem Buch sind als Unterstützung für das tägliche Leben gedacht. Richtig angewandt, sind sie ein wertvolles Instrument, um den Alltag leichter zu bewältigen.

Die Anwendung auf einen Blick

- Nehmen Sie sich am Anfang etwas Zeit.
- Lassen Sie sich auf das Neue ein.
- Das Ergebnis ist immer offen.
- Bei jedem funktioniert's anders.
- Achten Sie auf Ihre Körperwahrnehmung.
- Konzentrieren Sie sich ganz auf die Übung.
- Probieren Sie so lange, bis Sie Erfolg haben.

Dabei muss man klar sehen, was Selbsthilfe leisten kann und wo ihre Grenzen liegen. Sie sind dann erreicht, wenn eine medizinische Diagnose erforderlich ist und eventuell Medikamente zur Behandlung erforderlich sind.

Kein Ersatz für ärztliche und therapeutische Behandlung

Kinesiologische Selbsthilfetechniken sind kein Ersatz für eine professionelle therapeutische und medizinische Behandlung. Bei Depressionen, starken Angstzuständen, Persönlichkeitsstörungen oder anderen psychischen Problemen und Erkrankungen sollten Sie einen Arzt oder Therapeuten aufsuchen.

Dasselbe gilt ebenso für Schmerzen und körperliche Beschwerden. Die hier vorgestellten Übungen können auch die professionell angewandte Kinesiologie nicht ersetzen. In der Praxis stehen uns einfach mehr Möglichkeiten und tiefer gehende Methoden zur Verfügung. Unbewusste Widerstände oder tiefere Emotionen verbergen oft das eigentliche Problem. So arbeite ich mit meinen Klienten zunächst den Kern eines Problems heraus und wende erst dann gezielt kinesiologische Techniken an. Die Wirksamkeit einer Methode ist bei einer so differenzierten Herangehensweise naturgemäß größer als bei der Selbsthilfeanwendung. Oft ist es jedoch sehr hilfreich, sich in stressigen Situationen mit einer unkomplizierten Methode entspannen zu können. Zudem können die Techniken begleitend zu einer kinesiologischen oder anderen Therapie angewendet werden.

Selbsthilfe bei Alltagsstress

Sie können damit

- Stress in kleinen Schritten abbauen,
- trotz Belastungen immer wieder entspannen,
- Anspannung im Körper loslassen,
- Gedanken und Gefühle ganz neu einordnen,
- erkennen, was wirklich wichtig ist und Prioritäten setzen.

Selbsthilfe bei Alltagsängsten

Sie können damit

- Ängste in kleinen Schritten überwinden,
- sich in kritischen Momenten stabilisieren,
- lernen, auch bei akuter Angst handlungsfähig zu bleiben,
- negative Fantasien loslassen,
- in Angst gebundene Energie frei setzen.

Selbsthilfe bei alltäglichen Blockaden

Sie können damit

- unangemessene Emotionen neutralisieren,
- Überreaktionen in den Griff bekommen,
- gute Voraussetzungen für leichtes Lernen schaffen,
- Konzentration und Aufnahmebereitschaft steigern,
- Kreativitätsblockaden überwinden.

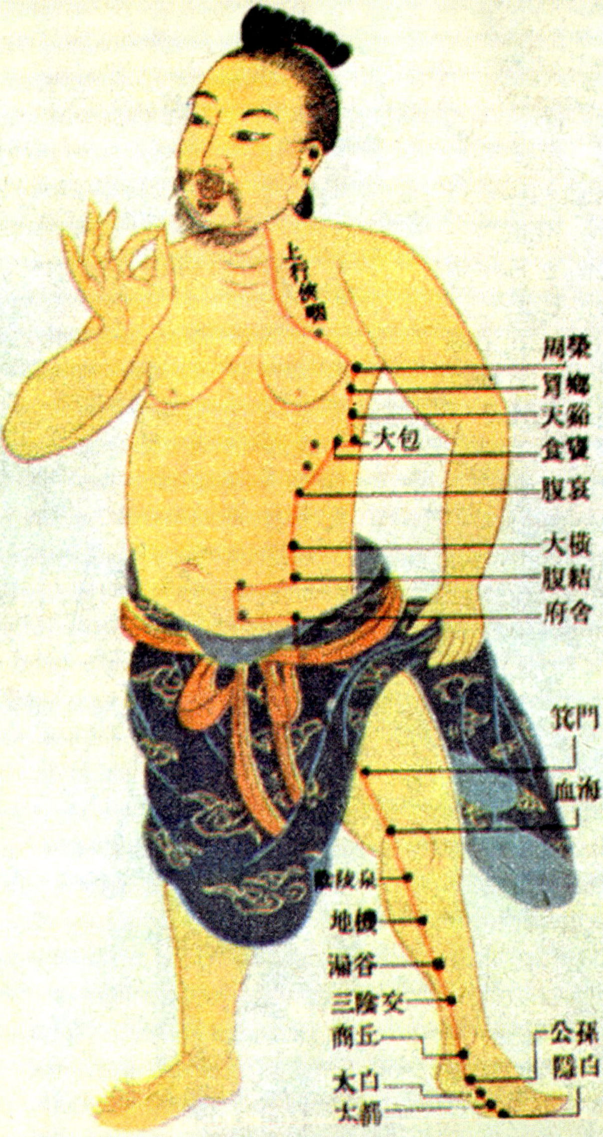

上行挾咽
周榮
胷鄉
天谿
大包
食竇
腹哀
大横
腹結
府舍
箕門
血海
陰陵泉
地機
漏谷
三陰交
商丘
公孫
隱白
太白
大都

Stress abbauen – Ruhe und Gelassenheit finden

In Maßen gehört Stress zum Leben. Ein Übermaß an Stress ist jedoch schädlich und führt zu Energiestörungen. Bei Dauerstress ist der Körper mit seiner Regeneration überfordert und wird irgendwann krank. Wir müssen also regelmäßig herunterfahren und Energie auftanken. Dies ist die beste Investition in ein langes, gesundes und glückliches Leben.

Positiver und negativer Stress

Es gibt positiven Stress, den so genannten Eu-Stress, und den negativen Dis-Stress. Eu-Stress entsteht bei zwar anstrengenden, jedoch Freude machenden Tätigkeiten. Dis-Stress entsteht bei negativen Emotionen, etwa vor einer sehr angstbesetzten, aber notwendigen Operation.

Typische Stressauslöser

Dazu gehört alles, was das Gleichgewicht von Körper, Geist und Seele stört:

- Emotionen wie Wut und Ärger
- beruflicher Druck, Überforderung
- Zeitdruck, Stau
- Veränderungen in den Lebensgewohnheiten
- Sorgen und Probleme
- Genussmittel im Übermaß
- unverträgliche Nahrungsmittel, Junkfood
- Hitze, Kälte, Lärm
- Umweltgifte

Erste Anzeichen und Warnsignale für Stress sind:

- Nackenverspannungen
- ständiges Gedankenkreisen
- Unfähigkeit zu entspannen
- ein dünnes Nervenkostüm
- Schlafstörungen
- Anfälligkeit für Erkältungen
- Suchtmittel jeder Art

Was passiert bei Stress im Körper?

Stress, ursprünglich als körperlicher Ausnahmezustand gedacht, bereitet den Körper auf Höchstleistungen vor. Es werden Stresshormone ausgeschüttet, damit wir bereit sind für Kampf oder Flucht. Ein sinnvoller Überlebensmechanismus, um in einer gefährlichen Situation schnell reagieren zu können. Heute haben wir kaum Möglichkeiten, Bedrohliches zu bekämpfen. Um mit negativen Nachrichten oder Existenzangst fertig zu werden, hilft dieser einst sinnvolle Mechanismus nicht mehr. Statt die körperliche Kraft für Kampf oder Flucht zu nutzen, müssen wir Emotionen unterdrücken.

Energiestörungen

Die alten Chinesen fanden schon vor fünftausend Jahren bei der Entdeckung des Akupunktursystems heraus, dass bestimmte Emotionen einen direkten Bezug zu Organen und den Meridianen, den Energiebahnen im Körper, haben.

Risiken von Dauerstress

Bei vielen Menschen schlägt emotionaler Stress auf den Magen und blockiert die Energie im Magenmeridian. Wem die

Galle überläuft, der hat ein Ungleichgewicht im Gallenmeridian. Nach Jahren der Energiestörung können Gallensteine oder ein Magengeschwür auftreten.

Stressabbau mit Kinesiologie

Die Traditionelle Chinesische Medizin geht davon aus, dass der Energiefluss im Meridiansystem für unsere Gesundheit verantwortlich ist. Auch die Kinesiologie funktioniert auf der Basis des fünftausend Jahre alten Akupunktursystems. Negative Emotionen wie Wut, Ärger oder Ungeduld unterbrechen den Energiefluss im Körper. Durch das gezielte Balancieren der Energieblockaden stellt sich wieder Ruhe und Gelassenheit ein. Mit Hilfe der Kinesiologie können wir auch dann Stress abbauen und entspannen, wenn die äußeren Umstände unverändert bleiben. Manchmal hilft schon ein gesunder innerer Abstand zu der Situation oder dem Problem. Betrachtet man sie aus einem neuen Blickwinkel, gibt es plötzlich neue Perspektiven und Lösungsmöglichkeiten. Auch körperlich kann man dann loslassen. Zuvor verkrampfte Muskeln lockern sich, wohltuende Entspannung setzt ein.

Selbsthilfeübungen bei Alltagsstress

Sie sind konkrete Hilfen für den Alltag, um wieder Ruhe und Gelassenheit finden zu können.

- Bei Nackenverspannungen und Schlafstörungen hilft das Halten der jeweiligen neurovaskulären Punkte.
- Bei Erschöpfung stärkt die Energieübung *Das Zentralgefäß bürsten* den Energiefluss in diesem wichtigen Meridian und bringt neuen Schwung.
- Bei starken negativen Emotionen und innerer Anspannung ist die Klopfakupressur besonders wirksam. Die Stimulation von Akupunkturpunkten durch die Klopfakupressur sorgt für schnelle Energiebalance.

Energiebalance gegen Alltagsstress

Um die hier vorgestellten Selbsthilfetechniken kennen zu lernen, brauchen Sie etwas Zeit. Achten Sie darauf, was die Übungen bei Ihnen bewirken. Beobachten Sie Ihre Gedanken und Emotionen, ohne sie zu beeinflussen.
Sind Sie einmal mit dem Ablauf und der Wirkungsweise der Übungen vertraut, können Sie sie in Ihren Alltag integrieren und in Stresssituationen überall schnell anwenden.

Überforderung

»Alles ist mir zu viel, ich schaffe es nicht.« Wir sind gewohnt zu funktionieren und Leistung zu bringen und dabei manchmal auch über unsere Grenzen zu gehen. Doch ab einem bestimmten Punkt streiken Körper und Gehirn. Nichts geht mehr.

Jeder hat seine individuelle Belastungsgrenze

Menschen sind unterschiedlich belastbar. Wenn die äußeren Reize eine bestimmte Menge überschreiten, braucht der Mensch Zeit und Ruhe zur Verarbeitung all der Eindrücke. Diese Reizschwelle ist bei manchen Menschen dreimal so hoch wie bei anderen. Während die einen innerlich längst abschalten, sind andere noch voll leistungs- und aufnahmefähig.

Persönliche Grundkondition

Kann man diese Belastungsgrenze erhöhen? Ja und nein. Es gibt eine Grundkondition, die wir nicht verändern können. Wer besonders »empfindlich« ist, ist auch sensibler, nimmt leise Töne wahr, reagiert einfühlsamer. Diese hohe Sensibilität ist ein Teil des eigenen Wesens.

Daneben gibt es Stress, der mit der Sicht der Dinge zu tun hat. Überforderung entsteht, wenn wir an *alles*, was zu erledigen ist, *gleichzeitig* denken. Alle anstehenden Aufgaben sind uns bewusst. Ein Riesenberg! Dazu kommt das Gefühl, dass all diese Aufgaben *dringend* erledigt werden *müssen*. Es ist dieses Gefühl der Dringlichkeit, das uns in Atem hält und das Gefühl der Überforderung schafft.

Abhilfe: Prioritäten setzen

Hier hilft nur eines: Setzen Sie Prioritäten. Nicht alles ist gleich dringlich. Teilen Sie ein großes Projekt in mehrere kleine auf. Sortieren Sie die einzelnen Teilaufgaben dann nach ihrer Dringlichkeit. Das Unaufschiebbare zuerst, alles andere später. Erledigen Sie dann eine Aufgabe nach der anderen.
Überforderung ist eine Kombination aus Überwältigung – »Alles ist mir zu viel« – und Unzulänglichkeit – »Ich schaffe es nicht«. Die Selbsthilfeübung kann Ihnen helfen, durch Ausbalancieren Ihrer Körperenergien das Gefühl von Überforderung zu verringern. Sie bekommen wieder einen klaren Kopf und können Ihre anstehenden Aufgaben Schritt für Schritt planen.

Selbsthilfe bei Überforderung

Nach Vorstellung der Traditionellen Chinesischen Medizin steht Überforderung in Beziehung zum Zentral- und Gouverneursgefäß und Unzulänglichkeit zum Dickdarmmeridian. Sie beeinträchtigt den Energiefluss in diesen Meridianen. Die Energiebalance bringt Sie emotional wieder ins Gleichgewicht.

Die einzelnen Schritte

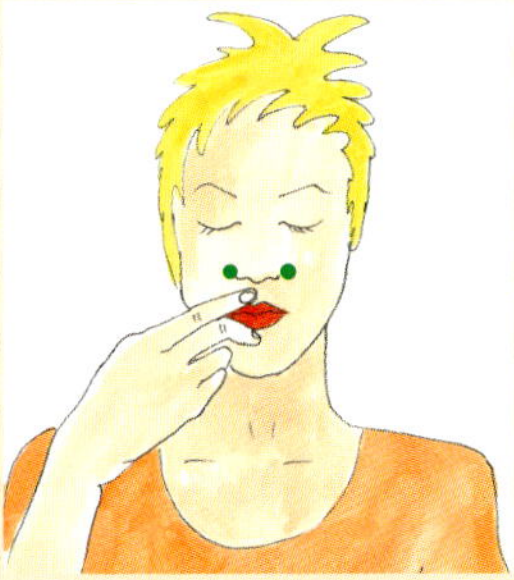

1. Machen Sie es sich so bequem wie möglich. Sorgen Sie dafür, dass Sie für ein paar Minuten ungestört sind, und konzentrieren Sie sich.
2. Wie macht sich Ihre Überforderung bemerkbar? Welche Bilder gehen Ihnen durch den Kopf und wie fühlt sich Ihr Körper an?
3. Beobachten Sie Ihre Gedanken. Was sagen Sie zu sich selbst? In welchem Tonfall reden Sie mit sich, aufmunternd oder eher kritisch und streng?
4. Wie groß ist Ihr Gefühl der Überforderung auf einer Skala von 0 bis 10?
5. Klopfen Sie zuerst gleichzeitig die Punkte des Zentral- und Gouverneursgefäßes oberhalb und unterhalb der Lippen mit Zeige- und Mittelfinger der rechten Hand. Dann klopfen Sie die Dickdarmpunkte neben den unteren Nasenflügeln mit beiden Mittelfingern. Üben Sie dabei nur leichten Druck aus. Schließen Sie die Augen.
6. Bleiben Sie schließlich bei den Punkten, die am besten bei Ihnen wirken.
7. Fahren Sie mit dem Klopfen fort, bis Sie Erleichterung verspüren. Dies kann bereits nach wenigen Sekunden oder auch erst nach einigen Minuten der Fall sein.
8. Bewerten Sie erneut Ihr Gefühl der Überforderung auf der Skala von 0 bis 10. Es ist nicht notwendig, 0 oder 1 zu erreichen, die Einstufung sollte jedoch deutlich niedriger liegen als vorher. Ansonsten fahren Sie mit dem Klopfen noch eine Weile fort.
9. Was ist jetzt anders als vorher? Achten Sie auf jede positive Veränderung in Ihren Gedanken, Gefühlen und in Ihrem Körper. Registrieren Sie neue Ideen zu dem Thema oder einfach nur Ruhe und Gelassenheit.

Perfektionismus

Perfektionismus ist der Anspruch an sich selbst, alles möglichst hundertprozentig gut zu machen. In manchen Berufen kann man nicht perfekt genug sein. Ein Chirurg oder Pilot muss absolut perfekt sein. Doch für die meisten Menschen hat ein Fehler nicht gleich so schwerwiegende Konsequenzen. Warum leiden dennoch so viele unter Perfektionismus?

Innerer Leistungsdruck

Leistungsdruck ist in unserer Gesellschaft weit verbreitet. Viele Menschen fühlen sich durch den Druck am Arbeitsplatz belastet. Der verinnerlichte Leistungsdruck in Form von Perfektionismus ist nicht minder belastend.

Schon früh auf Leistung getrimmt

Viele Kinder werden bereits im Grundschulalter oder sogar noch früher auf Leistung getrimmt. Neben Schulstress und Notendruck stehen sie oft auch noch unter Freizeitstress. Montags Flöte, dienstags Karate, mittwochs Nachhilfe, donnerstags Fechten und freitags Ergotherapie. Wann soll das Kind denn dabei noch zur Ruhe kommen?

Anerkennung und Liebe durch Leistung

Lernt ein Kind, dass Liebe stark mit Leistung verknüpft wird, gründet sich sein Selbstbewusstsein auf Erfolg. Das Streben nach Anerkennung durch Leistung geht ihm in Fleisch und Blut über. Im Erwachsenenalter sind die Erwartungen der Eltern längst verinnerlicht. Liebe muss man sich verdienen, jetzt, indem man den *eigenen* Anforderungen genügt. Dieser Druck spiegelt sich in der Sprache wider, zum Beispiel in der Formulierung »Ich muss«. »Du musst« sagt dabei der innere Antreiber.

Verinnerlichte Erwartungen loslassen

Die folgende Selbsthilfeübung kann Sie auf dem Weg begleiten, überzogene Erwartungen an sich selbst Schritt für Schritt zu reduzieren. Immer wenn Sie den Druck verspüren, etwas ganz besonders gut zu machen, können Sie sich fragen: Wem will ich es gerade recht machen? Meinen Eltern? Mir selbst mit meinen Ansprüchen an mich? Dann folgen Sie schrittweise der Übungsanleitung. Wenn der Erwartungsdruck nachlässt, fragen Sie sich noch einmal neu: Was ist tatsächlich angemessen?

Selbsthilfe bei Perfektionismus

Nach Vorstellung der Traditionellen Chinesischen Medizin steht das Gefühl, es jemandem recht machen zu wollen, in Beziehung zum Magen. Perfektionismus beeinträchtigt den freien Energiefluss im Magenmeridian. Mit der Energiebalance bringen Sie sich emotional wieder ins Gleichgewicht.

Die einzelnen Schritte

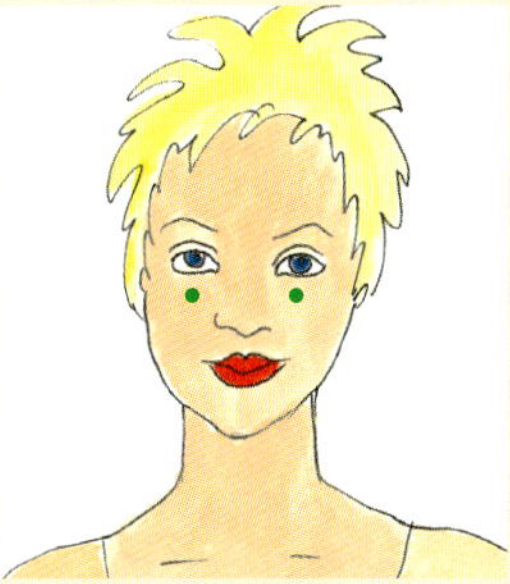

1 Machen Sie es sich so bequem wie möglich. Sorgen Sie dafür, dass Sie für ein paar Minuten ungestört sind, und konzentrieren Sie sich.

2 Was wollen Sie am liebsten tausendprozentig gut machen? Wem wollen Sie es dabei recht machen? Einer konkreten Person oder einer inneren Stimme? Wessen Stimme ist es?

3 Beobachten Sie Ihre Gedanken. Was sagen Sie zu sich selbst? Was »müssen« Sie? In welchem Tonfall reden Sie mit sich, liebevoll oder eher kritisch und streng?

4 Wie groß ist das Gefühl, es jemandem recht machen zu wollen? Bewerten Sie Ihr Gefühl auf einer Skala von 0 bis 10.

5 Klopfen Sie die Magenpunkte in der Mitte unter den Augen mit den beiden Mittelfingern. Üben Sie dabei nur leichten Druck aus. Schließen Sie die Augen.

6 Fahren Sie mit dem Klopfen fort, bis Sie Erleichterung verspüren. Dies kann bereits nach wenigen Sekunden oder auch erst nach einigen Minuten der Fall sein.

7 Bewerten Sie erneut Ihr Gefühl, es jemandem recht machen zu wollen, auf der Skala von 0 bis 10. Es ist nicht notwendig, 0 oder 1 zu erreichen, die Einstufung sollte jedoch deutlich niedriger liegen als vorher. Ansonsten fahren Sie mit dem Klopfen noch eine Weile fort.

8 Was ist jetzt anders als vorher? Achten Sie auf jede positive Veränderung in Ihren Gedanken, Gefühlen und in Ihrem Körper. Registrieren Sie neue Ideen zu dem Thema oder einfach nur Ruhe und Gelassenheit.

Erschöpfung

Wenn die Batterien leer sind, braucht man nur eines: Ruhe für Körper und Seele, wie auch immer das für einen selbst am besten funktioniert – Musik hören, Zeit in der Natur, kurz verreisen und ganz andere Eindrücke sammeln, lange schlafen, sich verwöhnen lassen. Manchmal sind wir erschöpft von inneren Widerständen. Mitunter haben wir weniger Kraft zur Verfügung, müssen aber das Gleiche wie sonst leisten. Die fehlende Kraft wird durch Anstrengung ersetzt. Das erschöpft uns noch mehr. Also müssen wir uns noch mehr anstrengen. Ein Teufelskreis.

Realistische Abhilfe

Diese Selbsthilfe-übung ist natürlich kein Ersatz für Schlaf oder notwendige Ruhepausen. Wenn Sie erschöpft sind, können Sie nicht innerhalb von Minuten wieder energiegeladen sein. Durch die Übung *Das Zentralgefäß bürsten* bekommen Klienten, die nach einem langen Arbeitstag erschöpft zu mir kommen und erst nicht testbar sind, schnell wieder Energie für unsere Arbeit. Vielleicht hilft Ihnen die Übung, die nächsten zwei Stunden zu überstehen, bis Sie sich ausruhen können. Oder Sie fühlen sich gelassener, und das mit Erschöpfung oft verbundene Gedankenkreisen kommt endlich zur Ruhe.

Augen palmieren

Nach chinesischer Vorstellung entweicht das Qi (gesprochen *tschi*), die Lebensenergie, durch die Augen. Darum empfinden wir es als ausgesprochen wohltuend, bei Anstrengungen zwischendurch die Augen zu schließen. Manchmal ist Erschöpfung auch von einem Augenbrennen begleitet. Dies kann von einer Überanstrengung der Augen, zum Beispiel am Computer, herrühren oder Begleiterscheinung eines ganz allgemeinen Erschöpfungszustandes sein. In diesem Fall können Sie Ihre Augen palmieren. Das geht folgendermaßen: Sie reiben die beiden Handflächen so lange aneinander, bis sich die Hände heiß anfühlen. Dann legen Sie beide Hände mit den Handflächen zum Kopf auf das Gesicht und decken damit Ihre geschlossenen Augen zu. Machen Sie diese Übung ein paar Minuten und wiederholen Sie sie bei Bedarf.

Selbsthilfe bei Erschöpfung: Das Zentralgefäß bürsten

Nach Vorstellung der Traditionellen Chinesischen Medizin ist der Energiefluss im Zentralgefäß bei Erschöpfung blockiert. Dieser Meridian und das Gouverneursgefäß entlang der Wirbelsäule sind die Steuermeridiane für das gesamte Energiesystem. Das Zentralgefäß verläuft vom Schambein an der Körpermittellinie entlang nach oben bis unter die Unterlippe. Die Energie fließt von unten nach oben. Durch Energiebalance im Zentralgefäß können Sie Ihre Gesamtenergie steigern. Dazu unterstützen Sie die Energie in diesem Meridian in Fließrichtung. Sie streichen vor dem Körper mit einer Hand die Energie nach oben. Wir nennen das »den Meridian bürsten«.

Die einzelnen Schritte

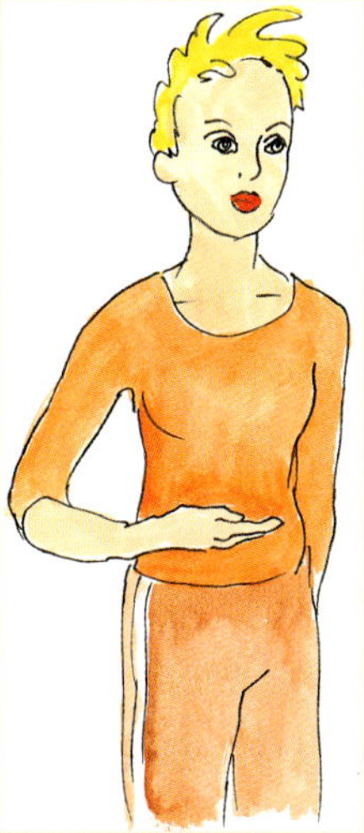

1 Stellen Sie sich entspannt hin. Streichen Sie die Energie im Zentralgefäß nach oben. Dazu bewegen sie Ihre Hand mehrmals vor dem Körper langsam in der Mitte des Körpers nach oben. Beginnen Sie am Schambein und enden Sie an einem Punkt unterhalb der Unterlippe. Die Handfläche zeigt nach oben. Hilfreich ist dabei das Bewusstsein, dass Sie den Meridian in seiner Fließrichtung unterstützen.

2 Wiederholen Sie diese Bewegung, bis Sie Erleichterung verspüren. Dies kann bereits nach wenigen Sekunden oder auch erst nach einigen Minuten der Fall sein.

3 Was ist jetzt anders als vorher? Achten Sie auf jede positive Veränderung in Ihren Gedanken, Gefühlen und in Ihrem Körper. Registrieren Sie alles, was Ihnen vorher nicht aufgefallen ist, oder einfach nur wieder Zuversicht und neue Energie.

Ungeduld

Sie stehen im Supermarkt in der Warteschlange zur Kasse und nichts geht voran. Sie sind mit Ihrer Partnerin auf dem Weg in ein Konzert und die S-Bahn hat schon fünfzehn Minuten Verspätung. Sie fahren mit dem Auto am Freitagnachmittag zu Ihrem Freund. Sie sind frisch verliebt und können es kaum erwarten, ihn zu sehen. Doch dann wird der Verkehr immer dichter und kommt schließlich ganz zum Stehen. Sie müssen warten, doch das ist nur sehr schwer auszuhalten.

Innerlich auf Hochtouren

Ungeduld zeichnet sich aus durch ein hohes inneres Tempo. In Gedanken springen wir von einer Vorstellung zur anderen. Der Atem geht schnell und flach. Unsere Wahrnehmung ist eingeschränkt. Wir spüren unseren Körper kaum noch. Auch von unserer Umgebung bekommen wir kaum etwas mit. Die Gegenwart wird mehr oder weniger ausgeblendet. Im Vordergrund steht die fixe Idee, wo wir bereits sein sollten, und zwar sofort. Nach dem Motto »Lieber Gott, bitte gib mir Geduld. Jetzt.«.

Energiebalance bringt wieder in die Gegenwart

Durch die Klopfakupressur können wir unsere Energien innerhalb kürzester Zeit ausbalancieren. Die Methode bringt uns in die Gegenwart zurück. Die Atmung wird tiefer. Gedanken und innere Bilder verlangsamen sich. Wir reden anders mit uns selbst, vielleicht besänftigend und mit ruhiger Stimme, so wie man einem aufgeregten Kind gut zureden würde. Das Körpergefühl kehrt allmählich zurück. Wir spüren uns wieder.

Den Augenblick wahrnehmen

Auf einmal rückt auch die Umgebung wieder ins Bewusstsein: Wie müde die Kassiererin im Supermarkt aussieht und was für einen tollen Haarschnitt die Frau vor mir hat. Ich könnte sie nach ihrem Friseur fragen. In der S-Bahn auf dem Weg ins Konzert merke ich erst jetzt, wie angespannt meine Partnerin neben mir sitzt. Mir wird klar, ich mache nicht nur *mir* Stress, sondern auch *anderen*. Mitten im Stau spüre ich plötzlich, wie verspannt ich bin. Ich brauche dringend Erholung. Morgen motiviere ich meinen Freund, mit mir spazieren zu gehen.

Selbsthilfe bei Ungeduld

Nach Vorstellung der Traditionellen Chinesischen Medizin verursachen Gefühle von Ungeduld einen Energiestau im Blasenmeridian. Mit der Energiebalance bringen Sie sich emotional wieder ins Gleichgewicht.

Die einzelnen Schritte

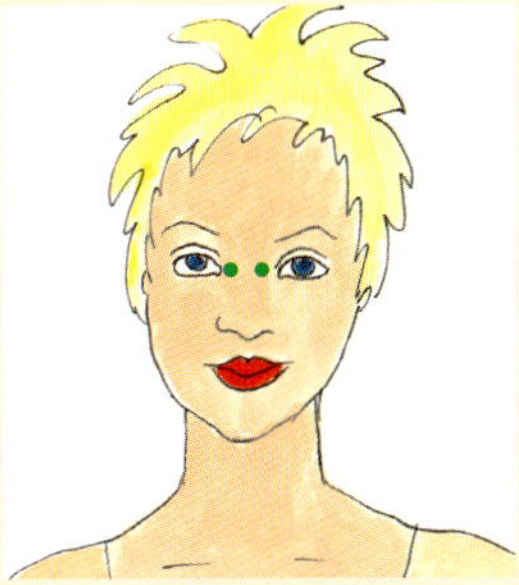

1 Machen Sie es sich so bequem wie möglich. Sorgen Sie dafür, dass Sie für ein paar Minuten ungestört sind, und konzentrieren Sie sich.

2 Wie macht sich Ihre Ungeduld bemerkbar? Wie spüren Sie Ihren Körper? Was nehmen Sie im Augenblick von Ihrer Umgebung und den Menschen um Sie herum wahr?

3 Beobachten Sie Ihre Gedanken. Was sagen Sie zu sich selbst? In welchem Tonfall reden Sie mit sich, ruhig oder eher hektisch?

4 Wie groß ist Ihre Ungeduld? Bewerten Sie Ihr Gefühl auf einer Skala von 0 bis 10.

5 Klopfen Sie die Blasenpunkte im inneren Augenwinkel mit beiden Mittelfingern. Üben Sie dabei nur leichten Druck aus. Schließen Sie die Augen.

6 Fahren Sie mit dem Klopfen fort, bis Sie Erleichterung verspüren. Dies kann bereits nach wenigen Sekunden oder auch erst nach einigen Minuten der Fall sein.

7 Bewerten Sie erneut Ihre Ungeduld auf der Skala von 0 bis 10. Es ist nicht notwendig, 0 oder 1 zu erreichen, die Einstufung sollte jedoch deutlich niedriger liegen als vorher. Ansonsten fahren Sie mit dem Klopfen noch eine Weile fort.

8 Was ist jetzt anders als vorher? Achten Sie auf jede positive Veränderung in Ihren Gedanken, Gefühlen und in Ihrem Körper. Wie nehmen Sie Ihre Umgebung jetzt wahr? Registrieren Sie alles, was Ihnen vorher nicht aufgefallen ist, oder einfach nur Ruhe und Gelassenheit.

SOS!

Sie sitzen am Computer und schreiben die letzten Zeilen einer wichtigen Arbeit. Am nächsten Tag haben Sie Abgabetermin. Und dann die Katastrophe: Der Drucker streikt. Sie wollen verreisen, der Kofferraum ist voll gepackt, und plötzlich geht Ihr Auto kaputt. Ihre Festplatte gibt den Geist auf, und Sie stellen entsetzt fest, dass Sie die neusten Daten nicht gesichert haben. In zwei Stunden erwarten Sie Gäste zum Abendessen, und Ihr Herd bleibt plötzlich kalt. Die Technik lässt Sie im Stich, und Sie sind vollkommen aufgeschmissen. SOS! Was tun?

Außersichsein

In solchen Situationen erleben wir gleichsam eine Explosion im Gehirn. Die Sicherung fliegt raus. Hilfe! Emotionaler Ausnahmezustand. Der Verstand ist kurzzeitig außer Kraft gesetzt, und die Emotionen schlagen Purzelbäume. Wir erleben sie als übermächtig und sind buchstäblich außer uns.

Absolute Ohnmacht

Bis eben hatten wir alles noch im Griff, und nun läuft nichts mehr. Die Hilfsmittel, auf die wir uns verlassen haben, sind ausgefallen. Ohne sie sind wir zunächst völlig hilflos. Es ist diese absolute Ohnmacht, die den Stress hervorruft.
Jetzt brauchen wir konkrete Hilfe, emotional und praktisch. Als Erstes müssen wir den Verstand wieder einschalten, der sagt: Nun mal langsam, die Welt geht nicht gleich unter, erst mal überlegen, was für Möglichkeiten gibt es? Dann können wir nach einer Lösung suchen. Wen kann ich um Hilfe bitten, wer kann das Gerät reparieren?

Akute Soforthilfe – Energiebalance im Stressmeridian

Jetzt brauchen wir eine wirksame Selbsthilfetechnik als akute Soforthilfe in Ausnahmesituationen. Das Gefühl des Außersichseins führt zu Überenergie im Dreifachen Erwärmer. Er ist der »Stressmeridian« und hat Bezug zu den Nebennieren, die Stresshormone ausschütten. Durch das Klopfen der Akupunkturpunkte in diesem Meridian können wir unsere Energien innerhalb kürzester Zeit ausbalancieren. Diese Methode hilft schnell, sich wieder zu beruhigen und nach neuen Lösungen zu suchen.

Selbsthilfe bei Außersichsein

Nach Vorstellung der Traditionellen Chinesischen Medizin verursachen Gefühle von Außersichsein einen Energiestau im Dreifachen Erwärmer. Die Energiebalance in diesem Meridian bringt Sie emotional wieder ins Gleichgewicht.

Die einzelnen Schritte

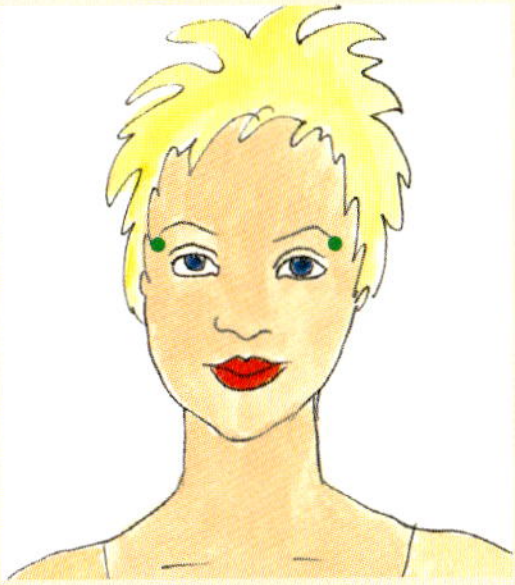

1 Machen Sie es sich trotz allem so bequem wie möglich. Sorgen Sie dafür, dass Sie ungestört sind, und konzentrieren Sie sich.
2 Welches Horrorszenario malen Sie sich aus? Was könnte schlimmstenfalls passieren? Welche Bilder gehen Ihnen dazu durch den Kopf und wie fühlt sich Ihr Körper an?
3 Beobachten Sie Ihre Gedanken. Was sagen Sie zu sich selbst? In welchem Tonfall reden Sie mit sich, beruhigend oder eher verzweifelt?
4 Wie groß ist Ihr Gefühl von Außersichsein? Bewerten Sie Ihr Gefühl auf einer Skala von 0 bis 10.
5 Klopfen Sie die Punkte des Dreifachen Erwärmer am äußeren Ende der Augenbrauen mit den beiden Mittelfingern. Üben Sie dabei nur leichten Druck aus. Schließen Sie die Augen.
6 Fahren Sie mit dem Klopfen so lange fort, bis Sie ruhiger werden. Dies kann bereits nach wenigen Sekunden oder auch erst nach einigen Minuten der Fall sein.
7 Bewerten Sie erneut Ihr Gefühl des Außersichseins auf der Skala von 0 bis 10. Es ist nicht notwendig, 0 oder 1 zu erreichen, die Einstufung sollte jedoch deutlich niedriger liegen als vorher. Ansonsten fahren Sie mit dem Klopfen noch eine Weile fort.
8 Was ist jetzt anders als vorher? Achten Sie auf jede positive Veränderung in Ihren Gedanken, Gefühlen und in Ihrem Körper. Registrieren Sie neue Ideen zu dem Thema oder einfach nur Gelassenheit und die Zuversicht, dass Sie eine Lösung finden werden.

Wut und Ärger

Sie haben sich beeilt, um Ihre Verabredung pünktlich einzuhalten, und Ihre Freundin kommt zum x-ten Male zu spät. Sie haben Ihr Lieblingsparfum gekauft und stellen zu Hause fest, dass die neue Verpackung weniger enthält als zuvor, was das neue Design zunächst verbirgt. Ihr Sohn hat Ihnen versprochen, den Rasen zu mähen. Sie kommen müde nach Hause, und nichts ist geschehen.

Mangelnder Respekt

Wir ärgern uns immer dann, wenn etwas nicht so läuft, wie wir uns das vorgestellt haben. In solchen Situationen fühlen wir uns über den Tisch gezogen oder enttäuscht. Der wahre Grund für unseren Ärger oder unsere Wut ist, dass wir uns nicht genügend respektiert fühlen. Wenn wir uns über uns selbst ärgern, ist es der gleiche Mechanismus.

Nicht akzeptierte Gefühle

Ärger und Wut werden als unangenehm erlebt, selbst wenn sie begründet sind. Sie sind auch gesellschaftlich nicht akzeptiert. »Sie wird emotional!«, heißt es verächtlich, wenn eine Frau ihre Wut zeigt. Durfte man als Kind seine Wut nicht zeigen, fällt es auch im Erwachsenenalter schwer, sie zuzulassen. Eltern, die mit Wut nicht umgehen können, geben dieses Tabu ungewollt an ihre Kinder weiter.

Maßlose Wut ist gesundheitsschädlich

Wut und Ärger mobilisieren zusätzliche Energie im Körper. Sie können eine Kraft sein, um sich bei ungerechter Behandlung zu wehren. Choleriker schreien unkontrolliert los. Danach braucht ihr Körper – und ihr Gegenüber auch – eine gewisse Zeit, um sich von dem Ausbruch zu erholen. Andere Menschen fressen den Ärger in sich rein und haben die Wut im Bauch. Wenn das Fass überläuft, kommt es zur Explosion. Beides ist auf Dauer gesundheitsschädlich.

Sich beruhigen mit Energiebalance

Zwischen diesen Extremen gibt es viele Wege, angemessen mit Ärger und Wut umzugehen. Voraussetzung ist, dass man seine Emotionen kontrolliert. Niemand kann klar denken und vernünftig argumentieren, so lange er innerlich kocht. Das Klopfen der Akupunkturpunkte hilft, sich zu beruhigen.

Selbsthilfe bei Wut und Ärger

Die Chinesen unterscheiden zwischen Ärger und Wut. Ärger führt zur Überenergie im Dreifachen Erwärmer und Wut zum Energiestau im Gallenblasenmeridian. Mit der Energiebalance bringen Sie sich emotional wieder ins Gleichgewicht.

Die einzelnen Schritte

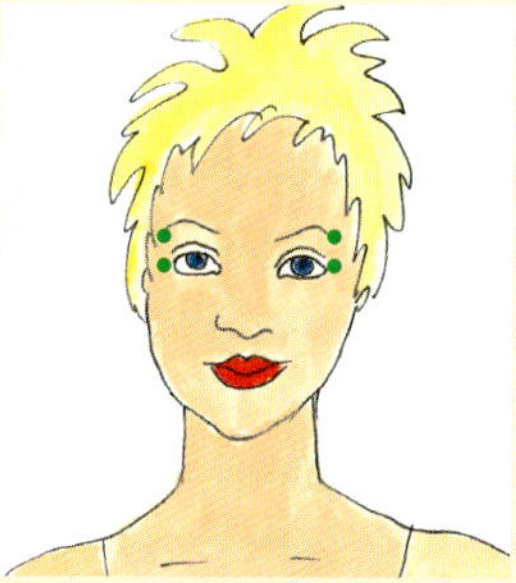

1 Wie machen sich Ihr Ärger und Ihre Wut bemerkbar? Welche Bilder gehen Ihnen durch den Kopf und wie fühlt sich Ihr Körper an?
2 Beobachten Sie Ihre Gedanken. Was sagen Sie zu sich selbst? In welchem Tonfall reden Sie mit sich, besänftigend oder eher aufgebracht?
3 Wie groß ist Ihr Gefühl von Wut und Ärger auf einer Skala von 0 bis 10?
4 Klopfen Sie folgende Akupunkturpunkte mit beiden Mittelfingern: zuerst die Punkte des Dreifachen Erwärmers am äußeren Ende der Augenbrauen und dann die Gallenpunkte im äußeren Augenwinkel. Klopfen Sie die Punkte auf beiden Seiten und üben Sie dabei nur leichten Druck aus. Schließen Sie die Augen.
5 Bleiben Sie schließlich bei den Punkten, die am besten für Sie wirken.
6 Fahren Sie mit dem Klopfen fort, bis Sie ruhiger werden. Dies kann bereits nach wenigen Sekunden oder auch erst nach einigen Minuten der Fall sein.
7 Bewerten Sie erneut Ihr Gefühl von Ärger und Wut auf der Skala von 0 bis 10. Es ist nicht notwendig, 0 oder 1 zu erreichen, die Einstufung sollte jedoch deutlich niedriger liegen als vorher. Ansonsten fahren Sie mit dem Klopfen noch eine Weile fort.
8 Was ist jetzt anders als vorher? Achten Sie auf jede positive Veränderung in Ihren Gedanken, Gefühlen und in Ihrem Körper. Haben Sie neue Ideen zu dem Thema? Registrieren Sie, dass jetzt Sie Ihre Gefühle steuern und nicht umgekehrt, oder einfach nur Ruhe und Gelassenheit.

Nacken-verspannungen

Schulter- und Nackenverspannungen sind weit verbreitet und im Alltag oftmals nur schwer zu vermeiden. Sitzende Tätigkeiten am Computer, ergonomisch ungünstige Bürostühle, angespanntes Sitzen im Auto, all dies führt zu unnatürlichen Körperhaltungen und einseitigen Belastungen. Auch Stress und starke Emotionen spiegeln sich im Zustand der Muskeln wider. Wir kennen den Ausdruck »Die Angst sitzt ihm im Nacken«. Verspannte Nackenmuskeln sind für viele Menschen schon fast zum Normalzustand geworden.

Abhilfe einmal anders

Üblicherweise suchen wir Abhilfe bei Nackenverspannungen durch das Lockern der Muskulatur. Wir machen entsprechende Übungen, nehmen ein heißes Bad, gönnen uns vielleicht eine gute Massage. Wir erhoffen uns davon Entspannung, und tatsächlich fühlen wir uns zunächst einmal gelockert und wie befreit. Doch der Effekt hält meist nicht lange vor. Die Kinesiologie denkt quer und schlägt einen ganz anderen Weg ein.

Überlastung durch abgeschaltete Muskeln

Der Kopf wird von verschiedenen Muskeln gehalten, die in Schichten übereinander liegen. Dazu gehören zum Beispiel die vorderen und hinteren Hals- und Nackenmuskeln und der Trapezius- oder Kapuzenmuskel. Bei Stress schalten einzelne Muskeln ab. Die Hals- und Nackenmuskeln reagieren besonders sensibel auf Stress. Wenn sie abschalten, müssen andere Muskeln einspringen und an ihrer Stelle den Kopf stützen. Nun sind diese Muskeln überlastet. Die Ursache von Nackenverspannungen liegt in diesen übermäßig angespannten Muskeln.

Entlastung durch das Wiederanschalten

Nach meiner Erfahrung beim Muskeltesten sind häufig einzelne Hals- und Nackenmuskeln abgeschaltet. Wenn wir mit einer kinesiologischen Korrektur diese Muskeln wieder angeschaltet haben, empfinden meine Klienten dies als wohltuend und entlastend. Daher zeige ich Ihnen, wie Sie diese Korrektur auch für sich alleine anwenden können. Besonders angenehm ist es auch, wenn jemand anders die Punkte für Sie hält.

Selbsthilfe bei Nackenverspannungen

Die Kinesiologie geht einen sanften Weg, um Nackenmuskeln zu entlasten. Wir berühren die neurovaskulären Punkte für die Hals- und Nackenmuskeln und erreichen damit zweierlei. Zum einen werden abgeschaltete Muskeln an Hals und Nacken funktionsfähig und stützen wieder den Kopf. Andere Muskeln, die ebenfalls den Kopf in seiner Position halten, werden dadurch entlastet. Die Punkte, die wir hier halten, haben direkten Bezug zum Magenmeridian und zum Organ Magen. Das Berühren dieser Punkte trägt dazu bei, dass Sie auch innerlich Anspannung abbauen können.

Die einzelnen Schritte

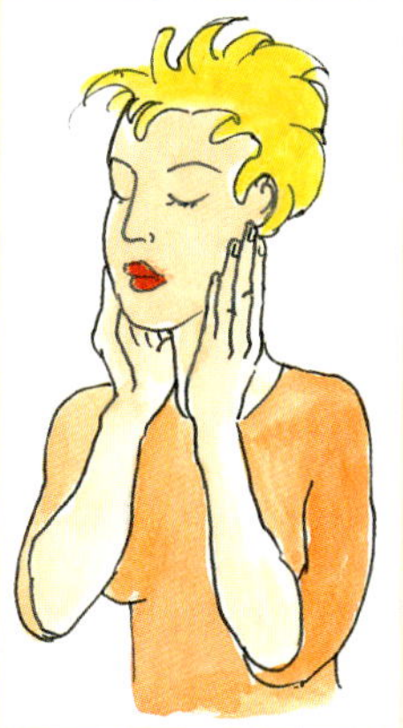

1 Machen Sie es sich im Sitzen oder Liegen so bequem wie möglich. Sorgen Sie dafür, dass Sie für ein paar Minuten ungestört sind, und konzentrieren Sie sich. Schließen Sie die Augen.

2 Berühren Sie Ihre beiden Kiefergelenke mit jeweils drei Fingern der linken und rechten Hand. Ihre Fingerkuppen liegen nur leicht auf. Stützen Sie im Sitzen Ihre Ellenbogen auf oder legen Sie die Arme im Liegen entspannt auf Ihren Brustkorb.

3 Richten Sie Ihre Aufmerksamkeit nach innen. Lassen Sie Gedanken und Gefühle kommen und gehen. Sie brauchen nur Ihren Körper wahrzunehmen – wie Ihr Atem fließt, wo Ihre Muskeln angespannt sind und wo nicht, wie leicht oder schwer sich Ihr Körper anfühlt.

4 Fahren Sie damit fort, bis Sie spüren, dass Ihr Wohlbefinden zunimmt. Vielleicht werden Sie innerlich ruhiger, nehmen angenehme Wärme wahr, ein Kribbeln oder einfach nur mehr Ruhe.

5 Öffnen Sie die Augen und nehmen Sie wahr, was sich verändert hat – in Ihren Muskeln und Ihrem Körpergefühl. Registrieren Sie jede positive Veränderung, die Ihnen signalisiert, dass Sie entspannter sind und Ihre Nackenmuskulatur sich lockerer anfühlt.

Helfersyndrom

Sie bieten jedem ungefragt Ihre Hilfe an, der ein Problem äußert? Sie fühlen sich schnell für die Gefühle anderer zuständig? Sie glauben, stets für die Probleme anderer verantwortlich zu sein, selbst wenn Sie mit Ihren eigenen Aufgaben schon völlig überlastet sind? Hat man Sie schon gefragt: »Und was willst *du*?« und wussten es nicht?

Immer für andere da

Helfen verschafft Befriedigung und ist gesellschaftlich anerkannt. Als Helfersyndrom wird der innere Zwang bezeichnet, helfen zu *müssen* und sich für alles und jeden verantwortlich zu fühlen. Will man sich von dem übermäßigen Verantwortungsgefühl befreien, muss man sich über die eigenen Beweggründe klar werden. Manchmal braucht der Helfer den Hilfesuchenden, um sich wertvoll zu fühlen.

Helfen als Lebenssinn

Mehr Frauen als Männer sind vom Helfersyndrom betroffen. Sie identifizieren sich stark darüber, für andere da zu sein. Sie haben früh gelernt, dass sie Liebe und Bestätigung bekommen, wenn sie sich für andere einsetzen und nicht danach fragen, was sie selbst brauchen. Später wird das Gebrauchtwerden zur selbstverständlichen Gewohnheit und zum Lebenssinn.

Der Zwang, sich für alles zuständig zu fühlen

Das Helfersyndrom ist eine Kombination aus den Überzeugungen »Etwas muss getan werden« und »*Ich* muss es tun«. Der Automatismus dabei ist, dass man, wenn man gebraucht wird, auch sofort zur Verfügung steht. Ob man Zeit oder Kraft hat, spielt keine Rolle. Manche opfern sich dabei für andere auf, bis hin zum Zusammenbruch der Kräfte.

Abhilfe

Die Selbsthilfeübung dient als praktische Unterstützung in konkreten Alltagssituationen, wenn der alte Mechanismus anspringt. Immer wenn Sie ein übermäßiges Verantwortungsgefühl spüren, können Sie innehalten und sich fragen: Wofür fühle ich mich gerade verantwortlich? Bin ich wirklich dafür zuständig? Dann balancieren Sie Ihre Körperenergien aus, während Sie an das Thema denken. Schließlich fragen Sie sich noch einmal neu: Wofür bin ich wirklich verantwortlich und wofür nicht?

Selbsthilfe bei Helfersyndrom

Nach Vorstellung der Traditionellen Chinesischen Medizin steht Verantwortungsgefühl in Beziehung zum Dreifachen Erwärmer. Übermäßiges Verantwortungsgefühl verursacht Überenergie in diesem Meridian. Mit der Energiebalance bringen Sie sich emotional wieder ins Gleichgewicht.

Die einzelnen Schritte

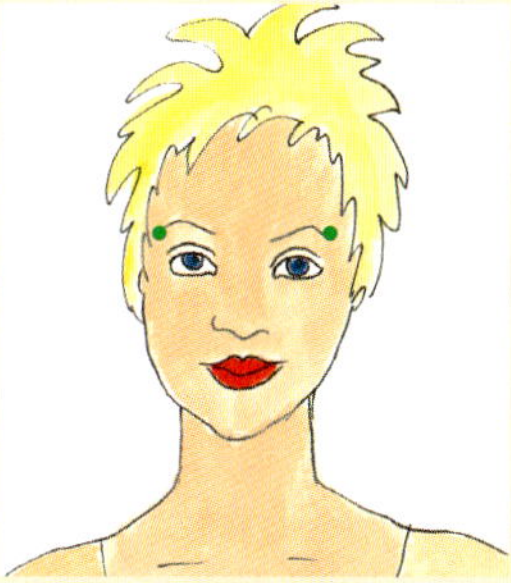

1 Machen Sie es sich so bequem wie möglich. Sorgen Sie dafür, dass Sie für ein paar Minuten ungestört sind, und konzentrieren Sie sich.
2 Wofür fühlen Sie sich gerade verantwortlich? Was müssen und können Ihrer Meinung nach *nur Sie* tun?
3 Beobachten Sie Ihre Gedanken. Was sagen Sie zu sich selbst? Was *müssen* Sie? Wie sprechen Sie mit sich, liebevoll oder eher streng?
4 Wie groß ist der innere Druck, dass nur Sie allein verantwortlich sind? Bewerten Sie Ihr Gefühl auf einer Skala von 0 bis 10.
5 Klopfen Sie nun die Punkte des Dreifachen Erwärmers am äußeren Ende der Augenbrauen mit den beiden Mittelfingern. Üben Sie dabei nur leichten Druck aus. Schließen Sie die Augen, denken Sie an das Thema und lassen Sie es sich entwickeln.
6 Fahren Sie mit dem Klopfen fort, bis Sie Erleichterung verspüren. Dies kann bereits nach wenigen Sekunden oder auch erst nach einigen Minuten der Fall sein.
7 Bewerten Sie erneut den inneren Druck, dass nur Sie allein verantwortlich sind, auf der Skala von 0 bis 10. Es ist nicht notwendig, 0 oder 1 zu erreichen, die Einstufung sollte jedoch deutlich niedriger liegen als vorher. Ansonsten fahren Sie mit dem Klopfen noch eine Weile fort.
8 Was ist jetzt anders als vorher? Achten Sie auf jede positive Veränderung in Ihren Gedanken, Gefühlen und in Ihrem Körper. Registrieren Sie neue Ideen zu dem Thema oder einfach nur Erleichterung und Gelassenheit. Entscheiden Sie jetzt noch einmal neu, wofür Sie verantwortlich sind und wofür nicht.

Gewichts-probleme

Viele Menschen haben Gewichtsprobleme und wollen abnehmen, schaffen das aber nicht oder nur für eine gewisse Zeit. Das Leben ist voll von Versuchungen, was das Essen angeht. »Ich esse doch so gern«, sagen Sie vielleicht. Beobachten Sie sich selbst: Wann essen Sie in Ruhe und mit Genuss? Und wann essen Sie, um Ärger in sich hineinzufressen, sich zu beruhigen oder sich etwas Gutes zu tun? Für den Fall finden Sie im Kapitel über Ängste ab Seite 46 wertvolle Hinweise.

Esslust und Magenenergie

In China setzen Akupunkteure Nadeln ein, um Menschen beim Abnehmen zu unterstützen. Sie gehen davon aus, dass übersteigerter Appetit mit einer Störung der Magenenergie zusammenhängt, d.h. mit Überenergie im Magenmeridian. Sie wenden Akupunktur an, um die Esslust zu normalisieren.

Stress und Magenenergie

Stress schlägt vielen Menschen auf den Magen. Entweder vergeht ihnen der Appetit oder sie bekommen Heißhunger. Manche nehmen bei Stress ab, weil sie keine Zeit zum Essen haben oder es ganz vergessen. Andere kompensieren Stress durch gedankenloses Essen zwischendurch und nehmen dadurch zu.

Emotionen und Magenenergie

Nach chinesischer Vorstellung gehören die folgenden Emotionen zum Magenmeridian: mangelndes Zutrauen in die eigenen Fähigkeiten, ein starkes Bedürfnis nach Anerkennung, verbunden mit Angst vor Kritik und Ablehnung, aber auch Mangelgefühle, innere Leere und Gier. Essattacken können Ausdruck dieser Gefühlszustände oder maskierte Angstanfälle sein.

Magenenergie ausbalancieren statt Essen

Wenn Sie in Stresssituationen oder um unangenehme Emotionen nicht zu spüren, wider bessere Vernunft zum Essen greifen, können Sie auch anderweitig Ihre Magenenergie ausbalancieren: Klopfen Sie lieber Ihre Magenpunkte. Damit können Sie entspannen und Ihr Gleichgewicht wieder finden. Wenden Sie diese Technik an, sobald sie an Essen denken, obwohl Sie nicht hungrig sind.

Selbsthilfe bei übermäßiger Esslust

Nach Vorstellung der Traditionellen Chinesischen Medizin geht übermäßige Esslust mit Überenergie im Magenmeridian einher. Mit der Energiebalance bringen Sie sich emotional wieder ins Gleichgewicht. Am besten probieren Sie diese Selbsthilfetechnik zunächst in Ruhe aus. Danach können Sie sie auch schnell einmal zwischendurch anwenden.

Die einzelnen Schritte

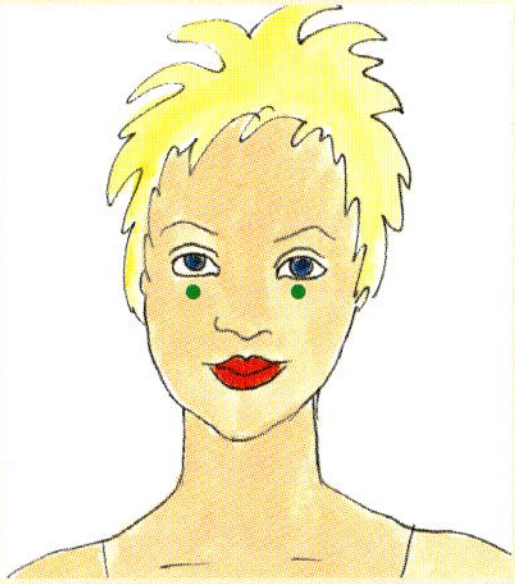

1 Machen Sie es sich so bequem wie möglich. Sorgen Sie dafür, dass Sie für ein paar Minuten ungestört sind und konzentrieren Sie sich.
2 Sie haben den Drang zu essen, aber keinen Hunger. Fühlen Sie genau hin: Was erleben Sie gerade? Fühlen Sie sich gestresst, unruhig, einsam, ungerecht behandelt, verletzt? Was wollen Sie möglicherweise in sich hineinfressen?
3 Klopfen Sie die Magenpunkte in der Mitte unter den Augen mit den beiden Mittelfingern. Üben Sie dabei nur leichten Druck aus. Schließen Sie die Augen, denken Sie an das Thema und lassen Sie es sich entwickeln.
4 Machen Sie so lange mit dem Klopfen weiter, bis der Drang zu essen nachlässt. Dies kann bereits nach wenigen Sekunden oder auch erst nach einigen Minuten der Fall sein.
5 Wie fühlen Sie sich jetzt? Wenn Sie Ihr inneres Gleichgewicht wieder gefunden haben, ist die Übung abgeschlossen. Sind Ihnen andere Emotionen bewusst geworden, die sich hinter dem Drang zu essen verborgen haben, lesen Sie bitte auf den entsprechenden Seiten nach und wenden Sie die dort genannte Selbsthilfetechnik dazu an.

Schlafstörungen

Nach einer schlechten Nacht fühlt man sich wie gerädert. Die Leistungsfähigkeit ist verringert, das Nervenkostüm schwach. Das Tagespensum zu bewältigen fällt schwerer als sonst. Am Abend sinkt man erschöpft ins Bett und schläft umso besser. Oder auch nicht. Wenn Schlafstörungen häufiger auftreten, werden sie zum Problem.

Gedankenflut verhindert den Schlaf

Die Ursachen für Schlafstörungen sind vielfältig. Ein wesentlicher Auslöser sind unverarbeitete seelische Probleme und als Folge davon eine schwer bezähmbare Gedankenflut. Belastende Situationen, Ärger, Sorgen – all dies beeinträchtigt das seelische Gleichgewicht und häufig auch den Schlaf. Meistens drehen sich die Gedanken im Kreis. Doch wie lässt sich die Gedankenmühle abstellen? Viele Menschen greifen zu Tabletten, um den Schlaf zu erzwingen oder den eigenen Gedanken und Sorgen zu entfliehen. Mit der folgenden Selbsthilfetechnik können Sie innerlich zur Ruhe kommen und die Eindrücke des Tages verarbeiten.

Stirn-Hinterkopf-Halten macht den Kopf leer

Die Stirnhöcker sind kleine Erhöhungen auf der Stirn oberhalb der Augen. Sie sind mit unserem Kreativitätszentrum im vorderen Stirnlappen verbunden, das für Zukunft und neue Ideen steht. Für Vergangenheit und automatische Reaktionsmuster ist das Hinterhirn zuständig. Das Halten von Stirnhöckern und Hinterkopf gleichzeitig aktiviert beide Gehirnbereiche und hilft, Gedankenschleifen loszulassen.

Selbsthilfe bei Schlafstörungen

Haben Sie etwas Geduld bei dieser Übung, die viel sanfter wirkt als Schlaftabletten.Wenn Sie die Hände in der richtigen Position haben, tun Sie nichts mehr. Beeinflussen Sie Ihre Gedanken nicht. Von rastlosem Denken werden Sie nicht sofort in tiefe Entspannung sinken. Vielleicht denken Sie: »Und das soll helfen?« oder »Ich schlafe ja immer noch nicht ein«. Lassen Sie sie vorbeiziehen wie Wolken am Himmel. Nach einer Weile, das können eine oder mehr Minuten sein, beginnen leise Veränderungen. Vielleicht ein Kribbeln, eine Schwere im Körper, ein tieferer Atem.

Erholsamer Schlaf nach Stressabbau

Während Sie an die Themen denken, die Sie sowieso beschäftigen, baut Ihr Körper dazu Stress ab. Dann schweifen die Gedanken ab. Der Körper entspannt, der Atem geht langsamer. Irgendwann ist der Kopf so leer, dass es kein Hindernis mehr gibt für das Einschlafen. Wenn Sie so einschlafen, schlafen Sie wahrscheinlich besonders tief und erholsam.

Die einzelnen Schritte

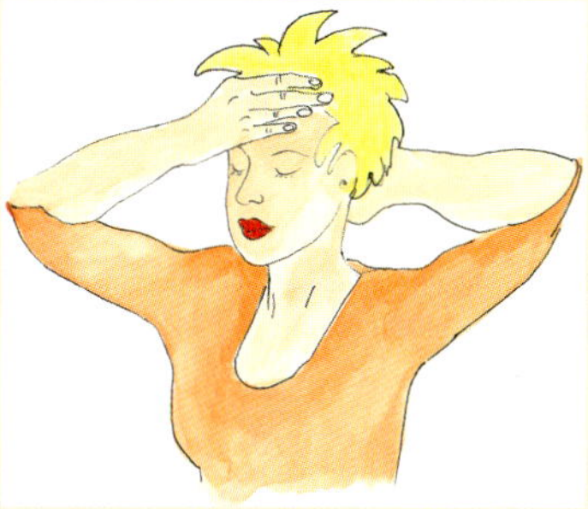

1 Legen Sie sich bequem hin und schließen Sie die Augen.
2 Legen Sie eine Hand auf die Stirn und die andere an Ihren unteren Hinterkopf.
3 Finden Sie die für Kopf und Körper bequemste Position. Entscheidend ist, dass Sie beide Stirnhöcker berühren.
4 Bleiben Sie einfach liegen und lassen Sie geschehen. Sie brauchen nichts zu tun, auch nicht ihre Gedanken zu steuern.
5 Beobachten Sie, was geschieht. Bei großer Anspannung vielleicht zunächst gar nichts. Bleiben sie dran und lassen Sie Ihre Gedanken kommen und gehen.
6 Während scheinbar nichts geschieht, sind Gehirn und Körper bereits damit beschäftigt, Stress abzubauen.
7 Registrieren Sie kleine Veränderungen wie ein Kribbeln im Körper, tieferen Atem, das Abschweifen der Gedanken.
8 Bleiben Sie dran, bis Ihr Kopf so leer ist, dass Sie einschlafen.

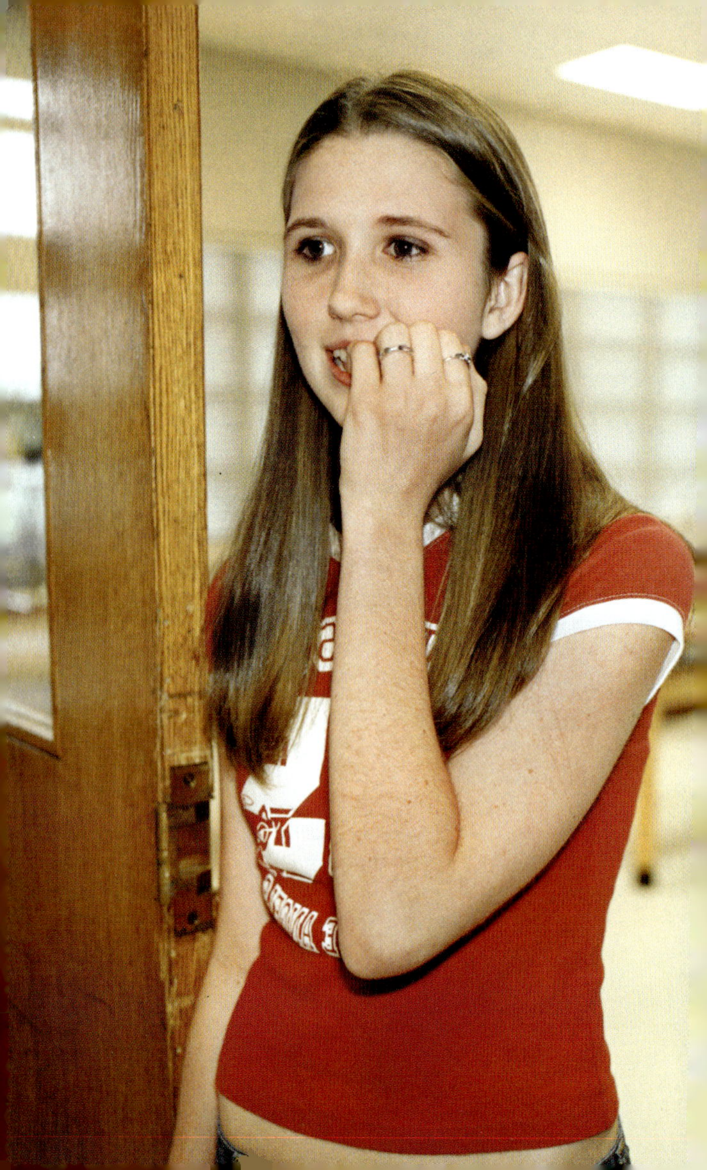

Ängste überwinden – Mut und Zuversicht finden

Ob wir Angst erleben oder nicht, ist nur zum Teil von Fakten und äußeren Umständen abhängig. Manche Menschen besitzen ein beträchtliches Vermögen und haben ein hohes Einkommen, trotzdem leiden sie unter Existenzangst. Vor Klausuren und Examen kann man den Lernstoff bestens beherrschen und dennoch von Prüfungsangst geplagt sein. Obwohl es objektiv betrachtet keinerlei Grund dafür gibt, kann jemand in einer Partnerschaft Verlustängste empfinden.

Ängste sind Energiestörungen

Die Traditionelle Chinesische Medizin sieht stets den ganzen Menschen. Körper, Seele und Geist beeinflussen sich gegenseitig. Aus der Sicht der Akupunkturlehre und der Kinesiologie gehen Angstgefühle mit einer Störung im Energiesystem des Körpers einher. Der normale Energiefluss in den Meridianen ist bei Angst unterbrochen. Diese Blockade führt dazu, dass unsere Wahrnehmungs- und Handlungsfunktionen eingeschränkt sind. Wir haben weniger Möglichkeiten zur Verfügung, mit der gefürchteten Situation umzugehen, und fühlen uns hilflos und wie gelähmt.

Ängste auflösen durch Energiebalance

In dieser Verbindung von Körper, Seele und Geist liegt auch der Schlüssel zur Lösung. Wenn Angst mit einer Energiestörung im Körper zusammenhängt, können wir durch das Ausbalancieren der Körperenergien auch die Angst auflösen.
Die Klopfakupressur – die Stimulation bestimmter Akupunkturpunkte durch leichtes Klopfen – bringt den gestauten Energiefluss auf körperlicher Ebene wieder in Gang. Parallel dazu verändern sich auch die Gefühle in eine positive Richtung.

Rückkehr der Zuversicht

Dies geschieht von ganz allein, wenn die gestaute Energie wieder ins Fließen kommt. Es reicht vollkommen aus, an das Thema zu denken und währenddessen die Punkte zu klopfen. Wir üben keinen direkten Einfluss auf Gedanken und Gefühle aus, sondern bringen nur die Körperenergien wieder ins Gleichgewicht.
Allein durch die Energiebalance kehren Mut und Zuversicht zurück. Man öffnet sich für einen weiteren Blickwinkel auf die Dinge. Aus dieser Perspektive entdeckt man neue Möglichkeiten und kann individuelle Lösungen finden.

Effektive Anwendung der Klopfakupressur

Verschiedene Ängste lösen unterschiedliche Energiestörungen aus. Zu jedem Meridian gehört ein ganzes Spektrum von Emotionen. Am meisten sind Blasen- und Magenmeridian von Angstgefühlen betroffen. Auch der Gallenmeridian, der Dreifache Erwärmer und die beiden Steuermeridiane Zentral- und Gouverneursgefäß haben mit dem Erleben von Ängsten zu tun. Ich gehe hier auf unterschiedliche Ausprägungen der Angst ein. Einige überlappen sich, zum Beispiel Prüfungsangst und Angst vor Kritik. Ich empfehle Ihnen, beides zu lesen und die jeweilige Selbsthilfeübung auszuprobieren. So können Sie herausfinden, welche Punkte Ihnen in der entsprechenden Situation helfen.

Neue Wege der Angstbewältigung

Es scheint zu schön, um wahr zu sein. Einfach klopfen und schon lässt die Angst nach? Ist nicht bei etwas scheinbar so Unbezwingbarem wie Angst eine lange Therapie notwendig, um sie zu heilen? Für pathologische Angststörungen trifft das sicher zu. Doch viele Menschen sind psychisch nicht krank und leiden doch unter ihren Alltagsängsten. Energiebalance und Klopfakupressur eröffnen ihnen ganz neue Wege der Angstbewältigung.

Keine Nebenwirkungen

Die Klopfakupressur ist ein sanfter und zugleich wirkungsvoller Impuls an das Energiesystem. Schon die alten Chinesen wussten von vielfältigen Möglichkeiten, die Akupunkturpunkte zu stimulieren: mit Nadeln, durch Klopfen oder Berühren. Die eintretende Wirkung ist in jedem Fall harmonisierend. Energiebalance durch das Klopfen von Akupunkturpunkten ist frei von Nebenwirkungen, wie sie etwa die Einnahme von Psychopharmaka verursacht. Sie wirkt ganzheitlich und mobilisiert die körperlichen und seelischen Selbstheilungskräfte.

Klopfakupressur in den Alltag integrieren

Ich empfehle Ihnen, die hier vorgestellten Selbsthilfetechniken ganz in Ruhe zu Hause auszuprobieren. Sie sollten ungestört sein und sich ganz auf sich konzentrieren können. Nehmen Sie wahr, was das Klopfen bei Ihnen bewirkt. Achten Sie auf Ihr Körpergefühl. Beobachten Sie Ihre Gedanken. Nehmen Sie Ihre Emotionen wahr, ohne sie zu beeinflussen. Mit der Zeit werden Sie deutlicher spüren, was durch das Ausbalancieren der Energien in Ihnen abläuft und wie sich Ihr Denken und Fühlen dabei positiv verändern. Ist Ihnen der Vorgang vertraut, können Sie die Klopfakupressur in den Alltag integrieren und bei aufkommenden Ängsten überall schnell anwenden.

Sorgen

Mit Sorge beobachten Sie, dass Ihr Kind begierig nach Computerspielen ist und für die Schule nur das Allernötigste tut. Oder dass es nicht gern mit anderen Kindern spielt, sondern am liebsten vor dem Fernsehen sitzt. Was soll nur aus ihm werden? Wie soll es jemals im Leben zurechtkommen, wenn es schon jetzt nur passiv ist und sich am liebsten nur berieseln lässt?

Sorgen finden im Kopf statt

Wenn wir uns Sorgen machen, gehen wir gedanklich in eine imaginäre Zukunft. Zunächst verallgemeinern wir etwas, das uns nicht gefällt, zum Beispiel »Er sitzt *immer* nur vor dem Computer«, und schreiben diese Idee in die Zukunft fort. Wir stellen uns vor, dass es immer so bleiben oder noch schlimmer wird. Weil das Gehirn zwischen Phantasie und Realität nicht unterscheiden kann, erleben wir diese Vorstellung dann als real.

Eine Vorstufe von Angst

Sorgen können sich allmählich steigern bis hin zu schwer kontrollierbaren Ängsten. Solange es noch Sorgen sind, bewegen wir uns auf der gedanklichen Ebene. Wir sind beunruhigt. Bleiben wir auf Dauer in dem Gedankenkreisel gefangen, werden die Emotionen stärker. Je intensiver die Phantasien werden, desto größer ist die Chance, irgendwann massive Ängste zu entwickeln. Es ist erwiesen, dass über neunzig Prozent dessen, worüber wir uns Sorgen machen, gar nicht eintrifft. Wir zerbrechen uns über die meisten Dinge völlig umsonst den Kopf. Es ist also sinnvoll, die Sorgen früh anzugehen, bevor sie sich zu Ängsten oder gesundheitlichen Problemen auswachsen.

Innere Ruhe finden

Mit der Stirnhöckerübung finden Sie innere Ruhe. Die Stirnhöcker sind kleine Erhebungen auf der Stirn. Sie liegen in der Mitte über den Augenbrauen. Als wichtige Reflexpunkte stimulieren sie unser Kreativitätszentrum im Vorderhirn. Wir können die alten Gedankenschleifen verlassen und entspannen. Zum anderen haben sie als neurovaskuläre Punkte direkten Bezug zum Magenmeridian. Vielen Menschen schlagen Stress und Sorgen auf den Magen. Die Stirnhöckerübung baut emotionalen Stress ab und wirkt unmittelbar beruhigend.

Selbsthilfe bei Sorgen – Die Stirnhöckerübung für Sie und Ihre Kinder

- Wenn Sie zu Sorgen neigen, können Sie es sich zur Gewohnheit machen, regelmäßig zu entspannen und neue Zuversicht zu finden.
- Bevor Sie geistig arbeiten, können Sie Ihren Kopf von überflüssigen Gedanken leer machen und sich auf Ihr Thema einstimmen.
- Vor der Klassenarbeit am nächsten Tag kann Ihr Kind Sorgen loslassen. Dabei ist es egal, wer seine Stirnhöcker hält, Sie oder Ihr Kind selbst.

Die einzelnen Schritte

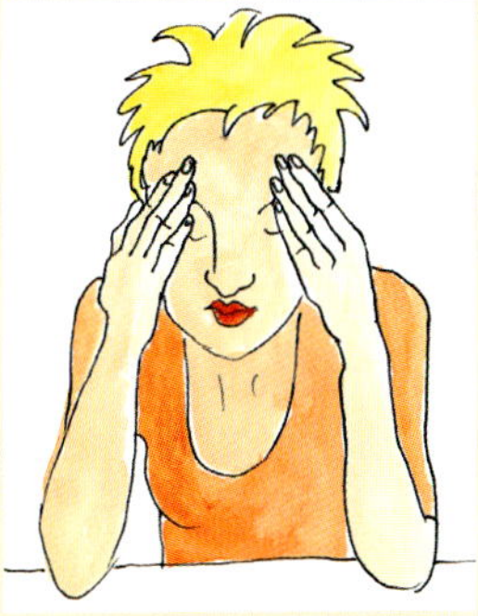

1 Machen Sie es sich im Sitzen oder Liegen so bequem wie möglich. Sorgen Sie dafür, dass Sie für ein paar Minuten ungestört sind, und konzentrieren Sie sich.

2 Berühren Sie Ihre beiden Stirnhöcker mit jeweils drei Fingern der linken und rechten Hand. Ihre Fingerkuppen liegen dabei nur leicht auf. Schließen Sie die Augen.

3 Denken Sie nun an ein Problem, das Ihnen Sorgen bereitet. Richten Sie einfach Ihre Aufmerksamkeit auf das Thema. Dabei lassen Sie alle Gedanken und Gefühle kommen und gehen. Sie brauchen weiter nichts zu tun. Ihr Körper erledigt den Rest für Sie.

4 Fahren Sie damit fort, bis Sie ohne jedes negative Gefühl an das Thema denken können oder sich gar nicht mehr auf das Problem konzentrieren können.

5 Öffnen Sie die Augen und nehmen Sie wahr, was sich verändert hat – in Ihren Gedanken, Gefühlen und Körperempfindungen. Registrieren Sie neue Ideen zu dem Thema oder einfach nur Gelassenheit und Lebensfreude. Achten Sie auf jede positive Veränderung, die Ihnen signalisiert, dass Sie sich befreit fühlen.

Prüfungsangst

Je mehr auf dem Spiel steht, desto stärker sind die Symptome: innere Unruhe, Herzklopfen, feuchte Hände, Magen- und Darmprobleme, Schlafstörungen. Prüfungsangst an sich ist etwas ganz Normales. Der Körper schüttet Adrenalin aus und bringt uns in Hochform. Erst im Übermaß wird Prüfungsangst zum Problem. In der Vorbereitungszeit erschweren Konzentrationsprobleme das erfolgreiche Lernen. In der Prüfung selbst kann man das gelernte Wissen nicht in der wünschenswerten Weise abrufen.

Wie Prüfungsangst entsteht

Prüfungsangst hat immer eine Vorgeschichte. In einer früheren Prüfungssituation hat man versagt und fürchtet nun, dass sich das Gleiche wiederholt. Die Gedanken drehen sich dauernd im Kreis: *Wenn ich diese Prüfung nicht schaffe, ist alles aus. Ich darf keine Fehler machen. Ich darf meine Eltern nicht enttäuschen. Alle merken garantiert, wie unsicher ich bin.* Dazu malt man sich Katastrophenszenarien aus: dass man in der Prüfung einen Blackout hat, ins Stottern kommt, nicht genug Zeit hat, ein leeres Blatt abgibt. Die Folge sind Panik und Stress.

Prüfungsangst hat viele Gesichter

Prüfungsangst äußert sich in typischen Stressreaktionen: Kampf oder Flucht. Kampf bedeutet in diesem Fall, dass man gar nicht genug lernen kann, Nächte durcharbeitet. Bei der Fluchtvariante wird der Gedanke an die Prüfung verdrängt. Man fängt viel zu spät an zu lernen oder geht gar nicht zur Prüfung.

Inhaltliche und persönliche Vorbereitung

Prüfungsangst signalisiert, dass man sich noch nicht ausreichend auf die Prüfung vorbereitet hat – in fachlicher oder persönlicher Hinsicht. Die innere Vorbereitung ist mindestens genauso wichtig wie die inhaltliche. Nur mit klarem Kopf kann man effektiv denken. Die Selbsthilfeübung kann Ihnen helfen, übermäßige Ängste abzubauen. Ich empfehle Ihnen, sie in der Vorbereitungszeit zum Beispiel vor dem Lernen durchzuführen. Ist Ihnen die Methode vertraut, können Sie damit auch kurz vor oder in der Prüfung Angst und Stress gut reduzieren.

Selbsthilfe bei Prüfungsangst

Nach Vorstellung der Traditionellen Chinesischen Medizin steht Panik in Beziehung zum Blasenmeridian und Stress zum Dreifachen Erwärmer. Bei Prüfungsangst ist der Energiefluss in diesen beiden Meridianen blockiert.

Die einzelnen Schritte

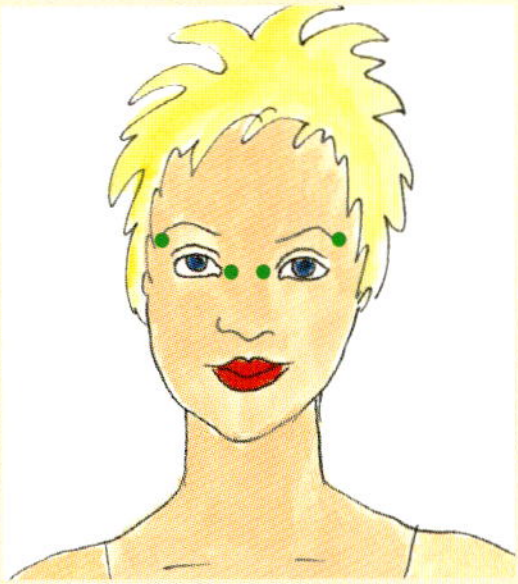

1. Machen Sie es sich bequem, sorgen Sie dafür, dass Sie nicht gestört werden, und konzentrieren Sie sich.
2. Wie malen Sie sich Ihre Prüfung aus? Welche Gefühle ruft diese Vorstellung in Ihnen hervor? Wie fühlt sich Ihr Körper dabei an?
3. Beobachten Sie Ihre Gedanken. Was sagen Sie zu sich selbst? In welchem Tonfall reden Sie mit sich, liebevoll oder eher kritisch und streng?
4. Wie groß ist Ihre Prüfungsangst auf einer Skala von 0 bis 10?
5. Klopfen Sie folgende Akupunkturpunkte mit beiden Mittelfingern: zuerst die Blasenpunkte im inneren Augenwinkel und dann die Punkte des Dreifachen Erwärmers am äußeren Ende der Augenbrauen. Klopfen Sie die Punkte auf beiden Seiten und üben Sie nur leichten Druck aus. Schließen Sie dabei die Augen.
6. Bleiben Sie schließlich bei den Punkten, die am besten für Sie wirken.
7. Klopfen Sie weiter, bis Sie Erleichterung verspüren. Dies kann nach wenigen Sekunden oder auch erst nach einigen Minuten der Fall sein.
8. Bewerten Sie erneut Ihre Angst auf der Skala von 0 bis 10. Es ist nicht notwendig, 0 oder 1 zu erreichen, die Einstufung sollte jedoch niedriger liegen als vorher. Ansonsten fahren Sie mit dem Klopfen noch fort.
9. Machen Sie weiter, bis Sie ohne jedes negative Gefühl an die Prüfung denken oder sich gar nicht mehr auf die Angst konzentrieren können.
10. Was ist jetzt anders als vorher? Achten Sie auf jede positive Veränderung in Ihren Gedanken, Gefühlen und in Ihrem Körper. Registrieren Sie mehr Vertrauen oder einfach nur Ruhe und Gelassenheit.

Angst vor Kritik

Konstruktives, faires Feedback ist wertvoll. Es ist auf die Sache oder ein konkretes Verhalten bezogen und eröffnet uns neue Möglichkeiten. Kritik kann jedoch auch sehr verletzend sein. Nach einer Kränkung kommt es häufig zum Rückzug. Aus Angst vor unfairer und unberechtigter Kritik meidet man vergleichbare Situationen.

Wie Angst vor Kritik entsteht

Angst vor Kritik besteht aus Angst vor Abwertung und Bloßstellung und in der Folge vor Scham. Wir fühlen uns wie ein Kind, das beim Lügen ertappt wurde. Kritik schmerzt, wenn sie einen wunden Punkt trifft. Hier sind wir verletzbar, dafür kritisieren wir uns auch selbst. Kritik und Selbstkritik hängen eng zusammen. Doch woher kommen diese verinnerlichten Ansprüche, wie wir zu sein haben? Von wem haben wir sie übernommen? Und sind sie noch zeitgemäß?

Der Wunsch nach Anerkennung

Die Kehrseite von Angst vor Kritik ist der Wunsch nach Anerkennung. Um dazuzugehören, passen wir uns an Trends und Normen an. Gleichzeitig bewundern wir es, wenn jemand selbstbewusst und unbeirrt seinen eigenen Weg geht. Angst vor Kritik kann uns daran hindern, so zu leben, wie wir wirklich leben wollen.

Den inneren Kritiker zum Schweigen bringen

Angst vor Kritik ist ein Kreativitätskiller. Sie macht schon im Vorfeld gute Ideen zunichte. Unseren inneren Kritiker können wir zum Schweigen bringen, indem wir wie beim Brainstorming zunächst jede Idee willkommen heißen, auch die verrückteste und unrealistischste. Killerphrasen sind nicht erlaubt. Erst in einer zweiten Phase des Überdenkens ist Kritik wieder erwünscht und wichtig.

Kritik als Chance

Unsere Selbstwahrnehmung ist subjektiv. Wir brauchen das Feedback von anderen. Daher müssen wir lernen, Kritik als Chance wahrzunehmen. Wir treten innerlich einen Schritt zurück und fragen uns, ob sie berechtigt ist oder nicht. So können wir ungerechtfertigte Kritik zurückweisen und von konstruktiver Kritik profitieren.

Selbsthilfe bei Angst vor Kritik

Nach Vorstellung der Traditionellen Chinesischen Medizin steht Angst vor Abwertung und Bloßstellung in Beziehung zum Magenmeridian und Schamgefühle zum Zentral- und Gouverneursgefäß. Angst vor Kritik blockiert den freien Energiefluss in diesen beiden Meridianen. Mit der Energiebalance bringen Sie sich emotional wieder ins Gleichgewicht.

Die einzelnen Schritte

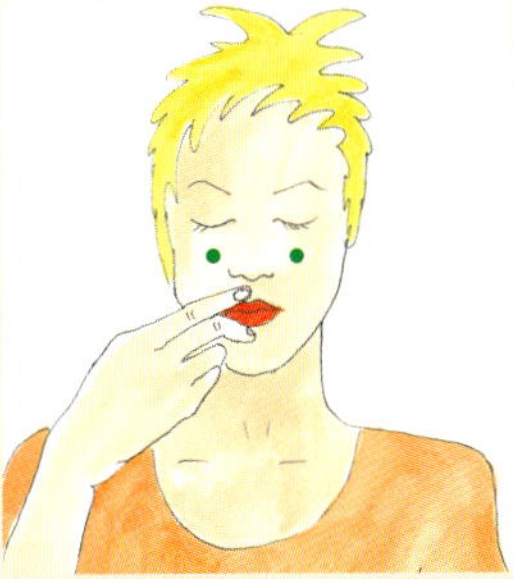

1 Machen Sie es sich bequem, sorgen Sie dafür, dass Sie ungestört sind, und konzentrieren Sie sich.
2 Wie malen Sie sich eine Situation aus, bei der Sie kritisiert werden könnten? Welche Emotionen rufen diese Vorstellungen in Ihnen hervor? Wie fühlt sich Ihr Körper dabei an?
3 Beobachten Sie Ihre Gedanken. Was sagen Sie zu sich selbst? In welchem Tonfall reden Sie mit sich, liebevoll, beruhigend oder eher ängstlich?
4 Wie groß ist Ihre Angst auf einer Skala von 0 bis 10?
5 Klopfen Sie zuerst die Magenpunkte in der Mitte unter den Augen auf beiden Seiten mit den Mittelfingern. Dann klopfen Sie gleichzeitig die Punkte von Zentral- und Gouverneursgefäß oberhalb und unterhalb der Lippen mit Zeige- und Mittelfinger der rechten Hand. Üben Sie dabei nur leichten Druck aus. Schließen Sie die Augen.
6 Bleiben Sie schließlich bei den Punkten, die am besten für Sie wirken.
7 Fahren Sie mit dem Klopfen fort, bis Sie Erleichterung verspüren. Dies kann bereits nach kurzer Zeit oder auch erst nach Minuten der Fall sein.
8 Bewerten Sie erneut Ihre Angst auf der Skala von 0 bis 10. Es ist nicht notwendig, 0 oder 1 zu erreichen, die Einstufung sollte jedoch deutlich niedriger liegen als vorher. Ansonsten fahren Sie mit dem Klopfen noch eine Weile fort.
9 Was ist jetzt anders als vorher? Achten Sie auf jede positive Veränderung in Ihren Gedanken, Gefühlen und in Ihrem Körper. Registrieren Sie neuen Mut, neue Ideen zu dem Thema oder einfach nur Ruhe und Gelassenheit.

Redeangst

Redeangst und die Angst vor öffentlichen Auftritten gehören zu den größten Ängsten. Auch bei Menschen, die täglich im Beruf vor anderen sprechen müssen, ist sie weit verbreitet.

Wie Redeangst entsteht

Redeangst ist einerseits Angst vor dem Unbekannten und andererseits Angst vor Zurückweisung. Wenn wir eine Rede halten, wissen wir nicht, was dabei alles passieren kann. Das erzeugt innere Unruhe. Wir könnten etwas »Falsches« sagen, vergessen, was wir sagen wollten, den Faden verlieren, anfangen zu stottern, rot werden. Wir könnten uns lächerlich machen. Wir haben Angst vor Kritik und letzten Endes Angst vor Zurückweisung.

Der Körper schlägt Alarm

Reden vor Publikum bedeutet also Gefahr. Schon bei der bloßen Vorstellung reagiert der Körper auf das Heftigste. Das Herz schlägt höher, der Atem wird flacher. Das Blut fließt vom Gehirn zu den wichtigsten Muskeln, damit wir weglaufen oder uns verteidigen können. Unser Denkvermögen ist beeinträchtigt, die Informationsverarbeitung blockiert. Die Stimme wird piepsig, der Blick unruhig.

Den Ängsten ins Auge sehen

Wollen wir die Angst vor öffentlichem Auftreten überwinden, müssen wir diesen Ängsten ins Auge sehen und uns einer solchen Situation stellen. Solange wir die Angst auslösende Situation vermeiden, halten wir sie aufrecht.
Wenn wir uns optimal auf unseren Auftritt vorbereitet haben, können wir die Erfahrung machen: Ich schaffe es. Ich kann eine Rede halten. Vielleicht nicht perfekt, es kann noch besser werden, aber ich hab's geschafft.

Das Publikum im Blick haben

Bei Redeangst ist die Aufmerksamkeit darauf fixiert, was uns Schlimmes passieren könnte. Die Selbsthilfeübung hilft uns, nicht uns selbst, sondern unsere Zuhörer im Blick zu haben. Wie können wir das Thema präsentieren, damit sie interessiert zuhören und etwas davon haben?
Während der Rede können wir leichter mit unserem Publikum in Kontakt bleiben. Das lenkt uns von unseren Ängsten ab und hilft uns, locker zu sein.

Selbsthilfe bei Redeangst

Nach Vorstellung der Traditionellen Chinesischen Medizin steht innere Unruhe in Beziehung zum Blasenmeridian und Angst vor Zurückweisung zum Magenmeridian. Redeangst blockiert den Energiefluss in diesen Meridianen. Mit der Energiebalance bringen Sie sich wieder ins Gleichgewicht.

Die einzelnen Schritte

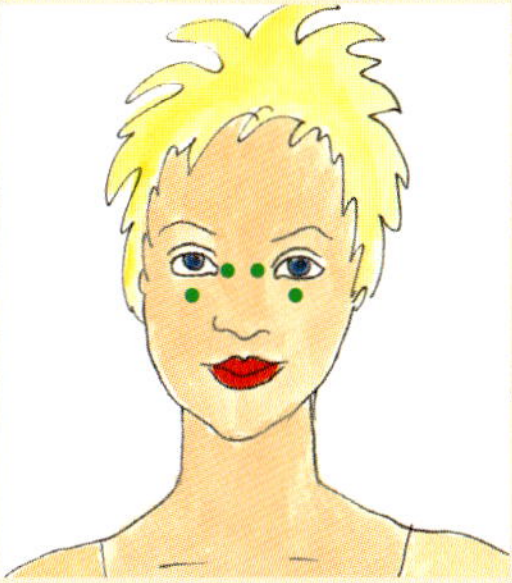

1 Machen Sie es sich bequem, sorgen Sie dafür, dass Sie ungestört sind, und konzentrieren Sie sich.
2 Wie malen Sie sich Ihren Auftritt aus? Welche Gefühle rufen diese Vorstellungen in Ihnen hervor? Wie fühlt sich Ihr Körper dabei an?
3 Beobachten Sie Ihre Gedanken. Was sagen Sie zu sich selbst? In welchem Tonfall reden Sie mit sich, liebevoll oder kritisch und streng?
4 Wie groß ist Ihre Redeangst auf einer Skala von 0 bis 10?
5 Klopfen Sie folgende Akupunkturpunkte mit beiden Mittelfingern: zuerst die Blasenpunkte im inneren Augenwinkel und dann die Magenpunkte in der Mitte unter den Augen. Klopfen Sie die Punkte auf beiden Seiten und üben Sie dabei nur leichten Druck aus. Schließen Sie die Augen.
6 Bleiben Sie schließlich bei den Punkten, die am besten für Sie wirken.
7 Fahren Sie mit dem Klopfen fort, bis Sie Erleichterung verspüren. Dies kann bereits nach wenigen Sekunden oder auch erst nach einigen Minuten der Fall sein.
8 Bewerten Sie erneut Ihre Angst auf der Skala von 0 bis 10. Es ist nicht notwendig, 0 oder 1 zu erreichen, die Einstufung sollte jedoch niedriger liegen als vorher. Sonst fahren Sie mit dem Klopfen noch etwas fort.
9 Machen Sie weiter, bis Sie entspannt und ohne jedes negative Gefühl an Ihren Auftritt denken können.
10 Was ist jetzt anders als vorher? Achten Sie auf jede positive Veränderung in Ihren Gedanken, Gefühlen und in Ihrem Körper. Registrieren Sie neue Ideen zu dem Thema oder einfach nur Ruhe und Gelassenheit.

Angst vor Menschen

Angst vor Menschen ist unauffällig und wird von anderen häufig gar nicht bemerkt. Dennoch leiden viele Menschen in mehr oder weniger ausgeprägter Form unter sozialen Ängsten. Sie fühlen sich in Gesellschaft unwohl und befürchten, andere könnten ihre Unsicherheit bemerken. Sie meinen, beobachtet und beurteilt zu werden, und stehen unter ständiger Angst, sich in der Öffentlichkeit zu blamieren.

Wie Angst vor Menschen entsteht

Angst vor Menschen ist vor allem Angst vor Blamage und als Folge davon Panik. Situationen, in denen die Aufmerksamkeit auf sie gelenkt werden könnte, bedeuten Gefahr. Die Begegnung mit fremden Menschen, aber auch Gespräche mit Kollegen oder Vorgesetzten werden vorher in Gedanken immer wieder durchgespielt. Phantasien, wie sich alle Augen auf sie richten könnten, lösen Angst aus.

Die Angst vor der Angst

Bereits in Erwartung der Angst auslösenden Situation treten körperliche Symptome auf: Herzrasen, Anspannung, Schwitzen, Atemnot, Zittern, Erröten, Sprechhemmung. Da diese für andere sichtbar sind, was man ja am meisten befürchtet, sind sie ein großes Problem.

Andere sind auch unsicher

Am liebsten möchte man sich unsichtbar machen. Dabei vergisst man, dass Nervosität etwas völlig Normales und Alltägliches ist. Man vergleicht sich mit anderen, die selbstsicher auftreten und scheinbar keine Angst haben. Doch manchmal täuscht das. Übertriebene Selbstsicherheit kann auch ein Mittel sein, die darunter liegende Unsicherheit zu überspielen.

Rückzug ist keine Lösung

Die Versuchung, Angst auslösende Anlässe ganz zu meiden, ist sehr groß. Die Gefahr dabei ist, dass man sich mehr und mehr isoliert. Jedoch gerade, wenn bestimmte Situationen angstbesetzt sind, ist es wichtig, sich ihnen immer wieder ganz bewusst auszusetzen. Nur so kann man die Erfahrung machen: Ich kann die Situation bewältigen. Die folgende Selbsthilfeübung hilft Ihnen, sich schon im Vorfeld zu entspannen und sich Mut zu machen.

Selbsthilfe bei Angst vor Menschen

Nach Vorstellung der Traditionellen Chinesischen Medizin steht Angst vor Blamage in Beziehung zum Zentral- und Gouverneursgefäß und Panik zum Blasenmeridian. Menschenangst blockiert den freien Energiefluss in diesen Meridianen. Mit der Energiebalance bringen Sie sich ins Gleichgewicht.

Die einzelnen Schritte

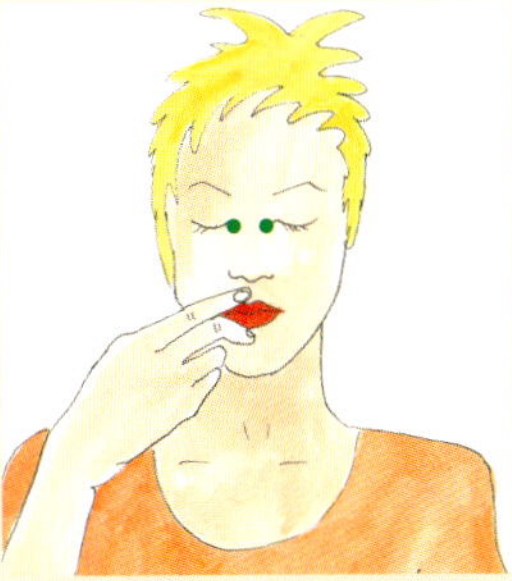

1 Machen Sie es sich bequem, sorgen Sie dafür, dass Sie ungestört sind, und konzentrieren Sie sich.
2 Wie malen Sie sich die bevorstehende Situation aus? Welche Gefühle rufen diese Vorstellungen in Ihnen hervor? Wie fühlen Sie sich?
3 Beobachten Sie Ihre Gedanken. Was sagen Sie zu sich selbst? Wie sprechen Sie mit sich, liebevoll oder eher kritisch und streng?
4 Wie groß ist Ihre Angst auf einer Skala von 0 bis 10?
5 Klopfen Sie erst gleichzeitig die Punkte von Zentral- und Gouverneursgefäß oberhalb und unterhalb der Lippen mit Zeige- und Mittelfinger der rechten Hand. Dann klopfen Sie die Blasenpunkte im inneren Augenwinkel auf beiden Seiten mit den Mittelfingern. Üben Sie nur leichten Druck aus. Schließen Sie die Augen.
6 Bleiben Sie schließlich bei den Punkten, die am besten bei Ihnen wirken.
7 Fahren Sie mit dem Klopfen fort, bis Sie Erleichterung verspüren. Dies kann nach kurzer Zeit oder erst nach einigen Minuten der Fall sein.
8 Bewerten Sie erneut Ihre Angst auf der Skala von 0 bis 10. Es ist nicht notwendig, 0 oder 1 zu erreichen, die Einstufung sollte aber niedriger sein als vorher. Sonst fahren Sie mit dem Klopfen noch eine Weile fort.
9 Machen Sie weiter, bis Sie ohne jedes negative Gefühl an die bevorstehende Situation denken können.
10 Was ist jetzt anders als vorher? Achten Sie auf jede positive Veränderung in Ihren Gedanken, Gefühlen und in Ihrem Körper. Registrieren Sie neue Ideen zu dem Thema oder einfach nur Ruhe und Gelassenheit.

Angst, Nein zu sagen

Wer immer Ja sagt, ist für die Umgebung bequem, und die anderen nehmen das mit der Zeit als selbstverständlich. Man wird nicht ernst genommen oder sogar ausgenutzt. Das geht auf Kosten der eigenen Kräfte bis hin zur Erschöpfung. Sagt man doch einmal Nein, muss man mit Irritationen rechnen.

Angst vor den Konsequenzen

Die Angst, Nein zu sagen, ist eigentlich Angst vor Ablehnung. Unser Nein könnte Konsequenzen haben. Wenn wir die Bitte einer Freundin oder die Anforderung unseres Chefs ablehnen, könnten wir schlimmstenfalls die Freundin oder die Stelle verlieren. Zunächst ist es einfacher, den Erwartungen zu entsprechen. Der andere freut sich. Eine Bitte oder Anforderung abzulehnen ist viel schwieriger. Es droht Liebesentzug.

Der Mut, Grenzen zu setzen

Grenzen zu setzen ist eine lebenswichtige Fähigkeit. Jugendliche brauchen sie, um dem Gruppenzwang zu widerstehen und Alkohol oder Drogen abzulehnen. Jeder Mensch braucht sie, um Übergriffe in dem Augenblick, in dem sie passieren, als solche einzuschätzen und zu stoppen. Das eigene Nein ist manchmal ein Nein zur Grenzenlosigkeit des anderen. Wie fühlen Sie sich, wenn Sie etwas mit innerem Widerwillen tun? Vielleicht haben Sie ein flaues Gefühl im Magen. Angst ist ein schlechter Ratgeber. Nur wenn Sie Ihre Angst überwinden, können Sie ausprobieren, was passiert, wenn Sie ein Ansinnen ablehnen. Wahrscheinlich passiert gar nichts, außer einem: Sie werden mit Sicherheit mehr respektiert als vorher.

Eigene Bedürfnisse wieder spüren

Bevor Sie aus Angst vor Ablehnung Ja sagen, erbitten Sie sich lieber Bedenkzeit. Ziehen Sie sich zurück und wenden Sie die Klopfakupressur an, bis Sie wissen, was Sie wirklich wollen. Ist Ihr innerer Standpunkt klar, können Sie ihn ruhig und entschieden nach außen vertreten. Sie spüren instinktiv, wann es angemessen ist, Ja zu sagen, und wann es sinnvoller ist, Nein zu sagen. Sie finden die richtigen Worte und brauchen sich nicht zu rechtfertigen.

Selbsthilfe bei Angst, Nein zu sagen

Nach Vorstellung der Traditionellen Chinesischen Medizin verursacht Angst vor Ablehnung einen Energiestau im Magenmeridian. Mit der Energiebalance bringen Sie sich emotional wieder ins Gleichgewicht. Das Klopfen hilft Ihnen, Ihre Angst vor Zurückweisung zu überwinden.

Die einzelnen Schritte

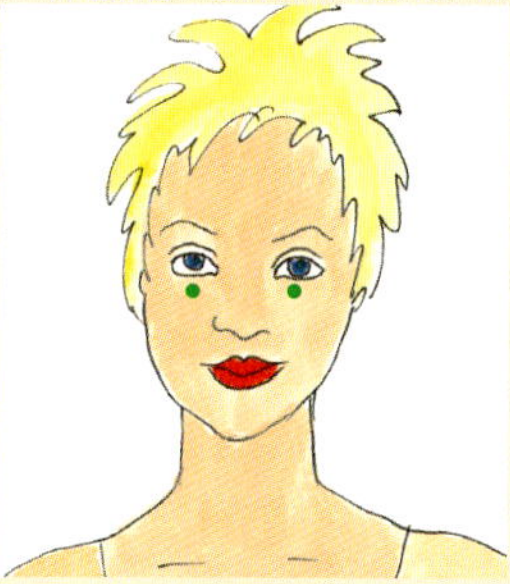

1 Machen Sie es sich bequem, sorgen Sie dafür, dass Sie ungestört sind, und konzentrieren Sie sich.
2 Wie malen Sie sich die bevorstehende Situation aus? Welche Emotionen rufen diese Vorstellungen in Ihnen hervor? Wie fühlt sich Ihr Körper dabei an?
3 Beobachten Sie Ihre Gedanken. Wie sprechen Sie mit sich, liebevoll oder kritisch und streng?
4 Wie groß ist Ihre Angst auf einer Skala von 0 bis 10?
5 Klopfen Sie die Magenpunkte in der Mitte unter den Augen mit den Mittelfingern. Üben Sie dabei nur leichten Druck aus. Schließen Sie die Augen, denken Sie an das Thema und lassen Sie es sich entwickeln.
6 Fahren Sie mit dem Klopfen fort, bis Sie Erleichterung verspüren. Das kann nach kurzer Zeit oder erst nach einigen Minuten der Fall sein.
7 Bewerten Sie erneut Ihre Angst auf der Skala von 0 bis 10. Es ist nicht notwendig, 0 oder 1 zu erreichen, die Einstufung sollte jedoch deutlich niedriger liegen als vorher. Ansonsten fahren Sie mit dem Klopfen noch eine Weile fort.
8 Machen Sie weiter, bis Sie Ihre eigenen Bedürfnisse spüren und aus freien Stücken Ja oder Nein sagen können.
9 Was ist jetzt anders als vorher? Achten Sie auf jede positive Veränderung in Ihren Gedanken, Gefühlen und in Ihrem Körper. Registrieren Sie neue Ideen zu dem Thema oder einfach nur Ruhe und Gelassenheit.

Angst vor Konflikten

Sie ärgern sich über Ihren Nachbarn, weil er immer dann Lärm macht, wenn Sie müde sind und Ruhe brauchen. Sie haben schon einmal vorsichtig angedeutet, dass Sie sich gestört fühlen, aber es hat nichts genützt. Sie sind zunehmend verärgert. Etwas muss geschehen. Doch Sie zögern, das Thema ganz offen anzusprechen. Ein schwelender Konflikt.

Wie Angst vor Konflikten entsteht

Angst vor Konflikten setzt sich zusammen aus aufgestauter Wut und der Vorstellung, sich nicht durchsetzen zu können. Viele Menschen sind konfliktscheu. Sie gehen einem notwendigen Streit lieber aus dem Wege. Sie schlucken ihre Wut herunter, bis ihnen irgendwann der Kragen platzt. Der Konflikt ist dann zwar endlich auf dem Tisch, das Klima jedoch abgekühlt. Die Möglichkeiten, eine gemeinsame Lösung zu finden, sinken.

Pseudoharmonie

In vielen Familien, Gruppen und Unternehmen bleiben Konflikte unter dem Teppich. Aus Angst und weil ihnen das Verhaltensrepertoire fehlt, vermeiden die Beteiligten eine klärende Auseinandersetzung. Ihre Wut staut sich auf und entlädt sich an unwichtigen Kleinigkeiten. Nach außen herrscht weiterhin perfekte Harmonie. Die Grundstimmung ist negativ, an die Stelle offener Kommunikation sind Spielchen oder Intrigen getreten.

Persönliche Akzeptanz

Die Voraussetzung, um einen Konflikt konstruktiv lösen zu können, ist die Trennung zwischen Person und Sache. Die Akzeptanz der Person, ungeachtet der unterschiedlichen Positionen in der Sache, muss vorhanden sein. Gibt es diese Wertschätzung, verlieren Konflikte an Bedrohlichkeit. Dann kann man sich auseinandersetzen, auch emotional diskutieren, ohne sich gegenseitig zu entwerten.

Mut zur Auseinandersetzung

Es gehört Mut dazu, einen Konflikt offen anzusprechen. Diese Selbsthilfeübung hilft Ihnen, Ihre aufgestaute Wut loszulassen und die Angst zu überwinden, nicht ernst genommen zu werden. Dann können Sie Ihrem Gegenüber ganz klar und offen gegenübertreten.

Selbsthilfe bei Angst vor Konflikten

Nach Vorstellung der Traditionellen Chinesischen Medizin steht aufgestaute Wut in Beziehung zum Gallenmeridian und die Angst, sich nicht durchsetzen zu können, zum Magenmeridian. Bei Angst vor Konflikten ist der freie Energiefluss in diesen beiden Meridianen blockiert. Mit der Energiebalance bringen Sie sich emotional wieder ins Gleichgewicht.

Die einzelnen Schritte

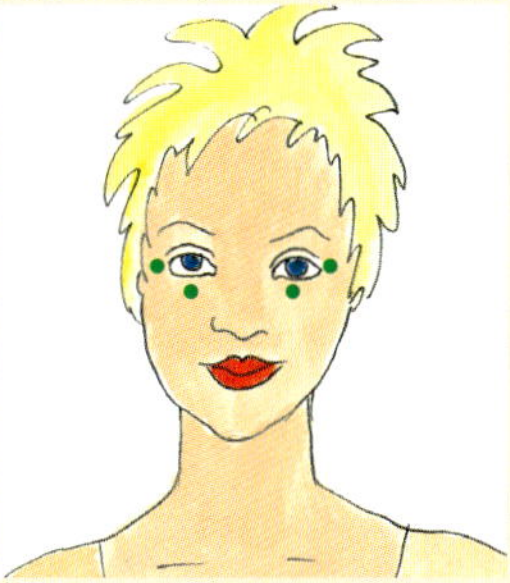

1 Machen Sie es sich bequem, sorgen Sie dafür, dass Sie ungestört sind, und konzentrieren Sie sich.
2 Wie malen Sie es sich aus, einen bestehenden Konflikt offen anzusprechen? Welche Emotionen rufen diese Vorstellungen in Ihnen hervor? Wie fühlt sich Ihr Körper dabei an?
3 Beobachten Sie Ihre Gedanken. Was sagen Sie zu sich selbst? In welchem Tonfall reden Sie mit sich, liebevoll oder eher kritisch und streng?
4 Wie groß ist Ihre Angst auf einer Skala von 0 bis 10?
5 Klopfen Sie folgende Akupunkturpunkte mit beiden Mittelfingern: zuerst die Gallenpunkte im äußeren Augenwinkel und dann die Magenpunkte in der Mitte unter den Augen. Klopfen Sie die Punkte auf beiden Seiten und üben Sie dabei nur leichten Druck aus. Schließen Sie die Augen.
6 Fahren Sie mit dem Klopfen fort, bis Sie Erleichterung verspüren. Dies kann bereits nach Sekunden oder erst nach einigen Minuten der Fall sein.
7 Bewerten Sie erneut Ihre Angst auf der Skala von 0 bis 10. Es ist nicht notwendig, 0 oder 1 zu erreichen, die Einstufung sollte jedoch deutlich niedriger liegen als vorher. Ansonsten fahren Sie mit dem Klopfen noch eine Weile fort.
8 Machen Sie weiter, bis Sie ohne jedes negative Gefühl daran denken können, den Konflikt offen anzusprechen.
9 Was ist jetzt anders als vorher? Achten Sie auf jede positive Veränderung in Ihren Gedanken, Gefühlen und in Ihrem Körper. Registrieren Sie neue Ideen zu dem Thema oder einfach nur Ruhe und Gelassenheit.

Angst vor Krankheiten

Fast jeder Mensch hat irgendwann einmal körperliche Beschwerden. Man versucht sie zu ignorieren, nimmt eine Tablette, legt sich ins Bett oder geht zum Arzt. Sobald es wieder besser geht, ist man beruhigt. Manche Menschen sind weiterhin in Alarmbereitschaft und leben mit der Angst vor Krankheit.

Wie Angst vor Krankheiten entsteht

Angst vor Krankheiten beruht in erster Linie auf Hilflosigkeit und die Folge davon sind Unruhe oder Ängste bis hin zur Panik. Die Angst vor einer schweren oder unheilbaren Krankheit hat mehrere mögliche Auslöser. Sie kann auf bestehende Krankheiten in der eigenen Familie, einen plötzlichen Herzinfarkt im Freundeskreis oder auch auf Angst auslösende Berichte im Fernsehen zurückgehen.

Starke Selbstbeobachtung

Die Betroffenen beobachten ihre körperlichen Symptome sehr genau. Die Themen Gesundheit bzw. Krankheit sind extrem wichtig für sie. Ganz normale körperliche Reaktionen wie Muskelanspannung rufen in ihnen Angst hervor. Sie befürchten, unter einer ernsthaften Krankheit zu leiden. Die Bronchitis könnte Lungenkrebs sein, das Stechen in der Brust ein nahender Herzinfarkt.

Krank vor Sorge?

Die starke Selbstbeobachtung fördert die Angst vor Krankheiten. Wie ein Medizinstudent beim Studium der Krankheiten nimmt man alle möglichen Symptome plötzlich auch bei sich selbst wahr. Dauerstress und Angst schwächen das Immunsystem. Und möglicherweise steigern sie auch die Gefahr, tatsächlich krank zu werden.

Für Gesundheit statt gegen Krankheit

Die westliche Medizin bekämpft Krankheiten. Um unsere Gesundheit müssen wir uns selber kümmern. In der chinesischen Medizin treten Krankheiten nicht von heute auf morgen auf, sondern haben eine lange Entstehungsgeschichte. Sie beginnt mit einer Störung des Energiesystems. Hier liegt unsere Chance. Durch eine gesunde Lebensweise können wir viel tun, um körperlich und seelisch im Gleichgewicht zu bleiben.

Selbsthilfe bei Angst vor Krankheiten

Nach Vorstellung der Traditionellen Chinesischen Medizin steht Hilflosigkeit in Beziehung zum Gallenmeridian und Unruhe oder Ängste bis hin zur Panik zum Blasenmeridian. Bei unangemessener Angst vor Krankheiten ist der freie Energiefluss in diesen beiden Meridianen blockiert. Die Selbsthilfeübung können Sie bei unbegründeter Angst um Ihre Gesundheit anwenden.

Die einzelnen Schritte

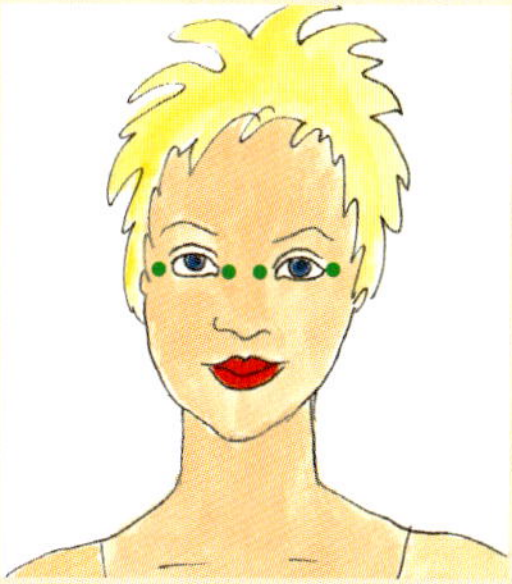

1 Machen Sie es sich so bequem wie möglich. Sorgen Sie dafür, dass Sie für ein paar Minuten ungestört sind, und konzentrieren Sie sich.
2 Vor welcher Krankheit haben Sie Angst? Welche Emotionen rufen Ihre Vorstellungen, diese Krankheit zu bekommen, in Ihnen hervor? Wie fühlt sich Ihr Körper dabei an?
3 Beobachten Sie Ihre Gedanken. In welchem Tonfall reden Sie mit sich, liebevoll, beruhigend oder hektisch?
4 Wie groß ist Ihre Angst auf einer Skala von 0 bis 10?
5 Klopfen Sie folgende Akupunkturpunkte mit beiden Mittelfingern: zuerst die Gallenpunkte im äußeren Augenwinkel und dann die Blasenpunkte im inneren Augenwinkel. Klopfen Sie die Punkte auf beiden Seiten und üben Sie dabei nur leichten Druck aus. Schließen Sie die Augen.
6 Bleiben Sie schließlich bei den Punkten, die am besten für Sie wirken.
7 Fahren Sie mit dem Klopfen fort, bis Sie Erleichterung verspüren. Dies kann bereits nach wenigen Sekunden oder auch erst nach einigen Minuten der Fall sein.
8 Bewerten Sie erneut Ihre Angst auf der Skala von 0 bis 10. Es ist nicht notwendig, 0 oder 1 zu erreichen, die Einstufung sollte jedoch deutlich niedriger liegen als vorher. Ansonsten fahren Sie mit dem Klopfen fort.
9 Was ist jetzt anders als vorher? Achten Sie auf jede positive Veränderung in Ihren Gedanken, Gefühlen und in Ihrem Körper. Registrieren Sie neue Ideen zu dem Thema oder einfach nur Ruhe und Gelassenheit.

Angst vor dem Zahnarzt

Viele Menschen gehen mit gemischten Gefühlen, oft mit Angst zum Zahnarzt. Schon vor dem Zahnarzttermin vermischen sich unangenehme Erinnerungen mit negativen Phantasien. Die Folge davon sind Magendrücken, Unruhe oder Ängste.

Wie diese Angst entsteht

Angst vor dem Zahnarzt entsteht in erster Linie aus dem Gefühl, sich vollkommen auszuliefern. Diese Hilflosigkeit löst Unruhe oder Ängste bis hin zur Panik aus. Sie ist eine Reaktion auf schlechte Erfahrungen bei einer früheren Behandlung. Die Vorstellung, Schmerzen zu haben und ausgeliefert zu sein, macht Angst.

Die Angst ernst nehmen und Vorsorge treffen

Diese Angst hat eine sehr reale Seite. Tatsächlich liefern wir uns dem Zahnarzt völlig aus. Geraten wir an einen unerfahrenen oder unsensiblen Zahnarzt, können wir körperlich oder seelisch verletzt werden. Unsere Angst signalisiert uns daher, schon im Vorfeld sorgfältig nach einem Zahnarzt zu suchen, der fachlich kompetent und vertrauenswürdig ist. Inzwischen gibt es Praxen, die sich darauf spezialisieren, Kinder einfühlsam auf die Behandlung vorzubereiten. In solchen Praxen können sich auch Erwachsene gut aufgehoben fühlen.

Zur eigenen Angst stehen

Sorgen Sie auch weiter gut für sich und stehen Sie zu Ihrer Angst. Sagen Sie Ihrem Zahnarzt, dass Sie schlechte Erfahrungen gemacht haben und Angst vor der Behandlung haben. Bitten Sie um möglichst genaue Informationen, was er macht und wann es wehtun wird. Lassen Sie sich bei längeren Behandlungen Kopfhörer mit beruhigender Musik geben. Tun Sie alles, um Ihre Angst zu verringern.

Entspannung durch Klopfakupressur

Möglicherweise sind Sie trotz all dieser Vorbereitungen immer noch sehr aufgeregt. In diesem Fall hilft Ihnen die Klopfakupressur, sich schnell zu beruhigen. Wenden Sie die Selbsthilfeübung vor dem Zahnarzttermin in Ruhe zu Hause an. So ist sie Ihnen vertraut, und Sie können sich dann damit auch kurz vorher im Wartezimmer entspannen.

Selbsthilfe bei Angst vor dem Zahnarzt

Nach Vorstellung der Traditionellen Chinesischen Medizin steht Hilflosigkeit in Beziehung zum Gallenmeridian und Unruhe oder Ängste bis hin zur Panik zum Blasenmeridian. Bei übermäßiger Angst vor dem Zahnarzt ist der freie Energiefluss in diesen beiden Meridianen blockiert. Mit der Energiebalance bringen Sie sich emotional wieder ins Gleichgewicht.

Die einzelnen Schritte

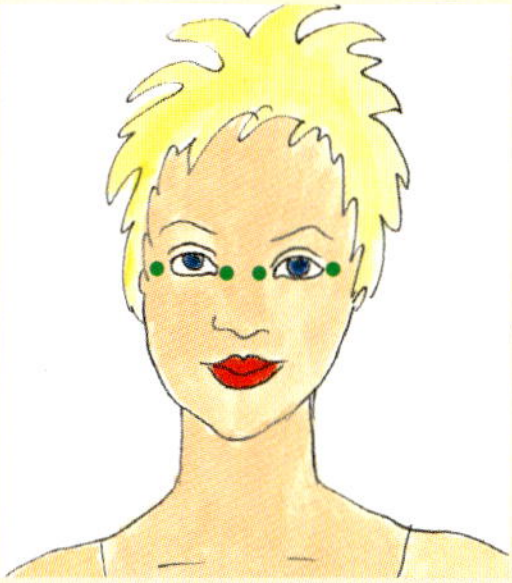

1 Machen Sie es sich so bequem wie möglich. Sorgen Sie dafür, dass Sie für ein paar Minuten ungestört sind, und konzentrieren Sie sich.
2 Wie malen Sie sich Ihre Zahnarztbehandlung aus? Welche Emotionen rufen diese Vorstellungen in Ihnen hervor? Wie fühlt sich Ihr Körper dabei an?
3 Beobachten Sie Ihre Gedanken. Was sagen Sie zu sich selbst? In welchem Tonfall reden Sie mit sich, liebevoll, beruhigend oder eher hektisch?
4 Wie groß ist Ihre Angst auf einer Skala von 0 bis 10?
5 Klopfen Sie folgende Akupunkturpunkte mit beiden Mittelfingern: zuerst die Gallenpunkte im äußeren Augenwinkel und dann die Blasenpunkte im inneren Augenwinkel. Klopfen Sie die Punkte auf beiden Seiten und üben Sie dabei nur leichten Druck aus. Schließen Sie die Augen.
6 Bleiben Sie schließlich bei den Punkten, die am besten für Sie wirken.
7 Fahren Sie mit dem Klopfen fort, bis Sie Erleichterung verspüren. Dies kann nach wenigen Sekunden oder auch erst nach Minuten der Fall sein.
8 Bewerten Sie Ihre Angst erneut auf der Skala von 0 bis 10. Es ist nicht notwendig, 0 oder 1 zu erreichen, die Einstufung sollte jedoch deutlich niedriger liegen als vorher. Ansonsten fahren Sie mit dem Klopfen noch eine Weile fort.
9 Was ist jetzt anders als vorher? Achten Sie auf jede positive Veränderung in Ihren Gedanken, Gefühlen und in Ihrem Körper. Registrieren Sie neue Ideen zu dem Thema oder einfach nur Ruhe und Gelassenheit.

Flugangst

Viele Menschen leiden darunter. Sie haben vorher Panik, ein flaues Gefühl beim Abheben und Stress während des Fluges. Die meisten fliegen trotzdem, weil sie aus beruflichen Gründen keine Wahl haben oder eine Fernreise antreten wollen. Für andere ist das Fliegen ganz unmöglich oder jede Minute wird zur Qual.

Wie Angst vor dem Fliegen entsteht

Flugangst besteht aus Panik und in der Folge dem Gefühl, die Angst nicht kontrollieren zu können. Die Vorstellung, eingeschlossen zu sein oder abzustürzen, verursacht massive Ängste. Der Körper schüttet Stresshormone aus. Es kommt zu Herzrasen, schnellem Atem, Muskelanspannung. Diese körperlichen Symptome interpretiert man dann fälschlicherweise als Beweis dafür, dass die Bedrohung real ist.

Flugangst hat viele Gesichter

Flugangst beruht zum Teil auf angstbesetzten Flugerfahrungen. Sie kann auch Angst vor Kontrollverlust, Höhenangst oder Angst vor dem Unbekannten sein. Letzten Endes mündet sie in die Angst vor der Angst. Man hat weniger Angst, dass das Flugzeug abstürzen könnte, sondern dass man während des Fluges in Panik gerät und durchdreht.

Gute Vorbereitung ist der halbe Flug

Informationen und Wissen reduzieren Ängste. Sie können sich in Büchern oder im Internet mit dem Thema Fliegen befassen und mehr darüber erfahren. Wählen Sie eine Fluggesellschaft, bei der Sie sich sicher fühlen. Nehmen Sie sich eine spannende Lektüre mit. Weihen Sie die Flugbegleiter in Ihre Angst ein. Sie sind damit nicht allein. Sorgen Sie für Ablenkung während des Flugs, vielleicht durch ein Gespräch mit Ihrem Nachbarn, dem es eventuell ähnlich geht.

Trotz Angst fliegen

Möglicherweise sind Sie immer noch aufgeregt. Das ist normal. Setzen Sie sich nicht zum Ziel, ohne Angst, sondern *trotz Angst* zu fliegen. Die Selbsthilfeübung hilft Ihnen, sich rasch zu beruhigen. Wenden Sie die Klopfakupressur vor dem Flug in Ruhe zu Hause an. Dann kennen Sie die Methode, und Sie können sich damit auf dem Flughafen und im Flugzeug entspannen.

Selbsthilfe bei Flugangst

Nach Vorstellung der Traditionellen Chinesischen Medizin steht Panik in Beziehung zum Blasenmeridian und das Gefühl, die Angst nicht kontrollieren zu können, zum Dreifachen Erwärmer. Flugangst blockiert den freien Energiefluss in diesen beiden Meridianen. Mit der Energiebalance bringen Sie sich emotional wieder ins Gleichgewicht.

Die einzelnen Schritte

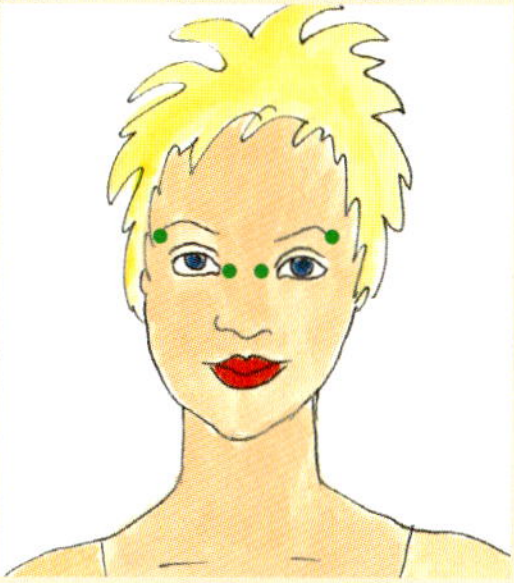

1 Machen Sie es sich so bequem wie möglich. Sorgen Sie dafür, dass Sie für ein paar Minuten ungestört sind, und konzentrieren Sie sich.

2 Wie malen Sie sich Ihren bevorstehenden Flug aus? Welche Emotionen rufen diese genauen Vorstellungen in Ihnen hervor? Wie fühlt sich Ihr Körper dabei an?

3 Beobachten Sie Ihre Gedanken. Was sagen Sie zu sich selbst? In welchem Tonfall reden Sie mit sich, liebevoll, beruhigend oder eher hektisch?

4 Wie groß ist Ihre Angst auf einer Skala von 0 bis 10?

5 Klopfen Sie folgende Akupunkturpunkte mit den Mittelfingern: zuerst die Blasenpunkte im inneren Augenwinkel, dann die Punkte des Dreifachen Erwärmers am Ende der Augenbrauen. Klopfen Sie die Punkte auf beiden Seiten und üben Sie nur leichten Druck aus. Schließen Sie die Augen.

6 Bleiben Sie schließlich bei den Punkten, die am besten für Sie wirken.

7 Fahren Sie mit dem Klopfen fort, bis Sie Erleichterung verspüren. Dies kann bereits nach Sekunden oder auch erst nach Minuten der Fall sein.

8 Bewerten Sie erneut Ihre Angst auf der Skala von 0 bis 10. Es ist nicht notwendig, 0 oder 1 zu erreichen, die Einstufung sollte jedoch deutlich niedriger liegen als vorher. Ansonsten fahren Sie mit dem Klopfen noch eine Weile fort.

9 Was ist jetzt anders als vorher? Achten Sie auf jede positive Veränderung in Ihren Gedanken, Gefühlen und in Ihrem Körper. Registrieren Sie neue Ideen zu dem Thema oder einfach nur Ruhe und Gelassenheit.

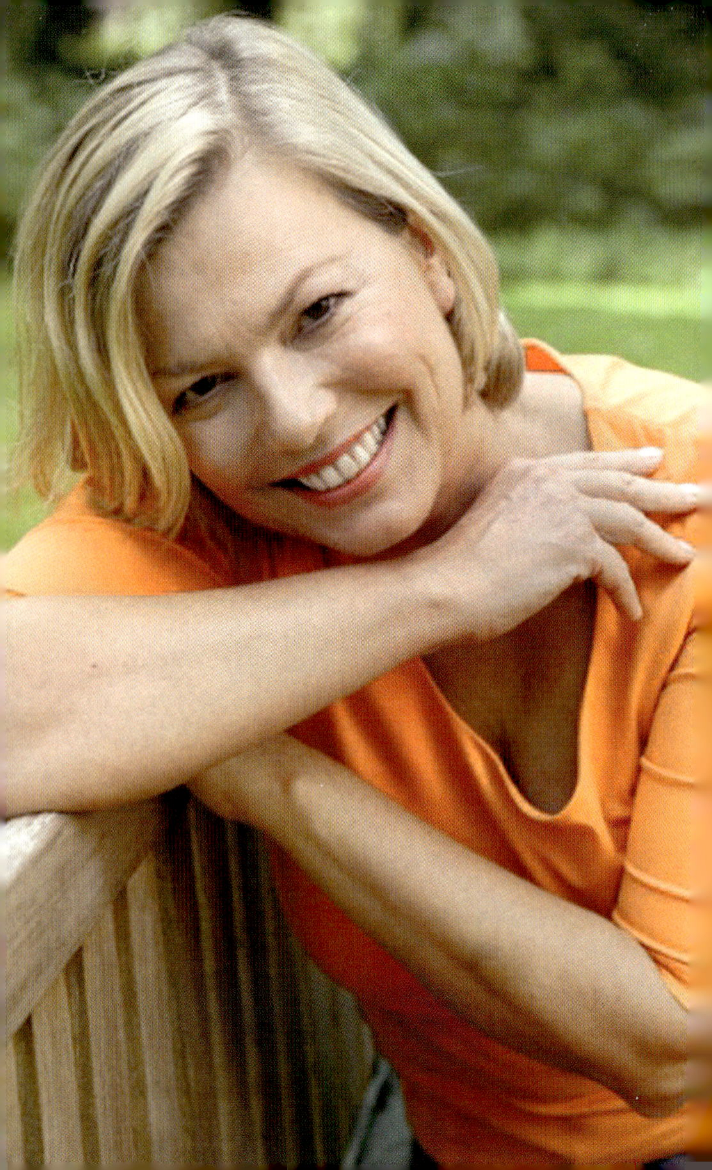

Blockaden auflösen – neue Lebensfreude gewinnen

Wenn wir gesund und ausgeglichen sind, spüren wir eine natürliche Lebensfreude. Wir genießen den Wechsel zwischen Aktivität und Ruhe, neuen Eindrücken und Zeit zu ihrer Verarbeitung. Wir erleben Interesse an der Arbeit, an anderen Menschen, am Weltgeschehen.
Im Alltag vergisst man das manchmal. Beim täglichen Kampf um die Hausaufgaben, in schwierigen Phasen, in denen scheinbar nichts weitergeht und man an sich selbst zweifelt, bei Energie raubenden zwischenmenschlichen Konstellationen in Privatleben oder Beruf. Auf Dauer leidet die Lebensfreude darunter.

Lernblockaden

Lernen gehört zum Leben und macht Spaß. Das ändert sich erst, wenn ein Kind gegensätzliche Erfahrungen macht. Wird es getadelt oder ausgelacht, weil es etwas nicht kann, verbindet das Kind Lernen mit Stress. Es hat Angst zu versagen. Wenn vermehrte Anstrengung nicht hilft, ist wahrscheinlich eine solche Lernblockade vorhanden.

Warum beim Lernen nichts mehr geht

Stress und Ängste blockieren das Denken. Bei Stress steht uns nicht mehr die ganze Leistungsfähigkeit des Gehirns zur Verfügung. Entweder wir merken uns einzelne Dinge, können sie aber schlecht einordnen. Dann ist die linke Gehirnhälfte aktiv. Oder wir träumen und können uns nicht auf Einzelheiten konzentrieren, dann arbeitet hauptsächlich die rechte Gehirnhälfte. Zum Lernen brauchen wir aber alle Fähigkeiten gleichzeitig.

Bewegung fördert das Lernen

Die Beweglichkeit von Händen, Armen und Beinen korrespondiert mit der Beweglichkeit im Denken. Wer seinen Körper schlecht koordinieren kann, hat eher Probleme beim Lesen, Schreiben oder Rechnen. Der Körper ist überkreuz organisiert. Die Bewegung der rechten Hand wird von der linken Gehirnhälfte gesteuert und umgekehrt. Überkreuzbewegungen stimulieren das ganze Gehirn. Sie fördern die Aufnahmefähigkeit und das Raumbewusstsein. Schreiben, Lesen und Verstehen fallen danach leichter. Wir können sie vor dem Lernen als Aufwärmübung und in Pausen zwischendurch machen.
Überkreuzbewegungen sind ein natürliches Bewegungsmuster, das im Alter von etwa acht Monaten entsteht. Das Baby bewegt beim Krabbeln Arm und Bein der gegenüberliegenden Seite. Bei diesem Entwicklungsschritt entstehen neue Muster im Gehirn, grundlegende Fähigkeiten für die Koordination von Körper und Gehirn bilden sich aus. Dies sind wichtige Voraussetzungen für späteres erfolgreiches Lernen.

Auch für Erwachsene sinnvoll

Auch für viele Erwachsene sind die Überkreuzübungen sinnvoll. Ihr Gehirn kann mehr leisten, wenn es besser integriert ist. Wenn das nicht der Fall ist, erkennt man das daran, dass man öfter links und rechts verwechselt oder dazu neigt, irgendwo dagegen zu laufen, weil man etwas übersieht. Probieren Sie es einfach aus: Laufen Sie auf der Stelle überkreuz. Die linke Hand geht zum rechten Knie und umgekehrt. Das klingt einfach und sollte leicht und natürlich gehen. Doch viele Kinder und auch Erwachsene müssen erst überlegen. Für sie ist es überhaupt nicht einfach, Arme und Beine zu koordinieren. Ihre Gehirnhälften arbeiten dann nicht optimal zusammen, und beim Lernen sind sie schnell überfordert.

Selbsthilfe bei Lernblockaden

Überkreuzbewegungen aktivieren beide Gehirnhälften gleichzeitig. Sie wirken schnell und machen aufnahmefähig für Neues. Selbst ein Kind, das anfangs große Schwierigkeiten mit der Links-Rechts-Koordination hat, spürt schon nach ein paar Minuten, dass es leichter geht. Diese Übung wirkt besonders gut, wenn man sie über einen längeren Zeitraum regelmäßig ausführt. Anfängliche Unsicherheit legt sich schnell, und tägliches Üben bringt große Fortschritte.

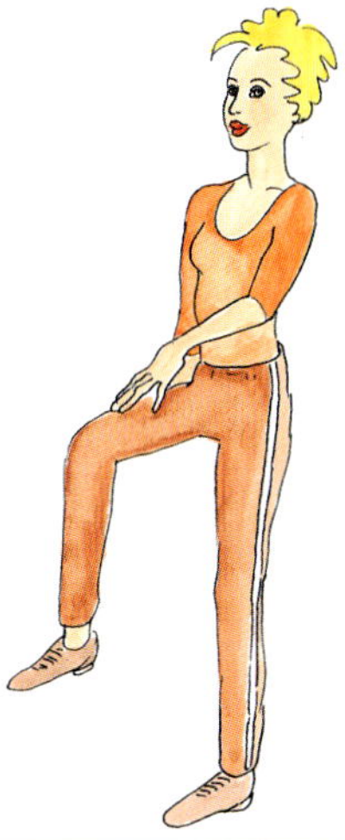

Überkreuzbewegungen

Stehen Sie aufrecht und entspannt. Bringen Sie nun Ihre rechte Hand und Ihr linkes Knie zusammen. Gehen Sie zurück in die Grundstellung, und wiederholen Sie die Bewegung mit linker Hand und rechtem Knie. Wiederholen Sie die Übung 20-mal.

Worauf Sie besonders achten müssen:
Machen Sie die Übung langsam und bewusst. Gerade weil sie so einfach scheint, ist die Versuchung groß, sie zu schnell auszuführen. Sie ist jedoch viel wirkungsvoller, wenn Sie sie mit voller Aufmerksamkeit durchführen.

Lese- und Schreibblockaden

Viele Kinder leiden unter Lese- und Schreibblockaden. Sie müssen eine Zeile mehrmals lesen, um sie zu verstehen, und machen Fehler beim Abschreiben. Die Hausaufgaben ziehen sich hin. Eltern lernen mit ihren Kindern und werden ungeduldig. Wenn Ihr Kind beim Schreiben das Heft schief vor sich hinlegt, hat es wahrscheinlich Augenstress beim Überqueren der Mittellinie.

Wenn die Augen abschalten

Eine Ursache von Lese- und Schreibblockaden liegt im Abschalten der Augen. Man sieht, nimmt aber nicht wirklich wahr. Beim Lesen und Schreiben bewegen sich die Augen meist im mittleren Sehfeld. Das rechte Gehirn steuert das linke Sehfeld und umgekehrt. Für das mittlere Sehfeld benötigen wir die Zusammenarbeit beider Gehirnhälften. Nur dann versteht das Gehirn den Sinn und ordnet das Gelesene in vorhandenes Wissen ein. Ist diese Integration gestört, bedeutet jedes Überqueren der Mittellinie für die Augen Stress.

Der Test

Setzen Sie sich Ihrem Kind gegenüber. Nehmen Sie einen kleinen, runden Gegenstand, und bitten Sie Ihr Kind, ihm mit den Augen zu folgen. Bewegen Sie nun den Gegenstand langsam auf einer waagrechten Linie in Augenhöhe des Kindes hin und her. Dabei hält das Kind den Kopf still und geht nur mit den Augen mit.
Achten Sie nun darauf, ob seine Augen in der Mitte unruhig werden. In diesem Fall schalten sie beim Überqueren der Mittellinie jedes Mal ab. Die Koordination von Augen und Gehirn ist dann eingeschränkt.

Integration durch liegende Achten

Fährt man die Form der liegenden Acht mit der Hand oder den Augen ab, lernt das Gehirn, im gesamten Sehfeld und damit vor allem beim Überqueren der Mittellinie integriert zu bleiben. Auch die Augen bleiben dann beim Lesen und Schreiben angeschaltet – in der Mitte der Zeile und jedes Mal, wenn sie am Ende einer Zeile zum neuen Zeilenanfang wechseln. Die Buchstaben und Worte werden wirklich wahrgenommen und erkannt.

Selbsthilfe bei Lese- und Schreibblockaden

Üben Sie mit Ihrem Kind zusammen liegende Achten. Machen Sie zuerst die Standardübung und dann die verschiedenen Varianten. Malen Sie die liegende Acht ein paar Mal hintereinander in die Luft und auf Papier, bis diese Bewegung ihrem Kind leicht fällt.

Die liegende Acht

Standardübung:

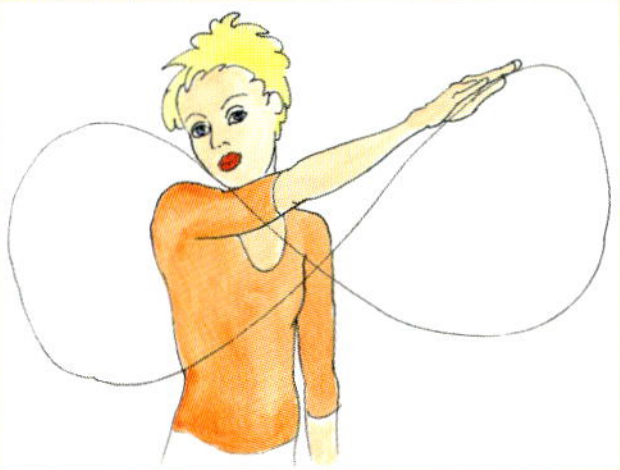

Im Stehen mit ausgestrecktem Arm in die Luft malen. Sie malen von der Mitte aus nach links oben zuerst den linken Kreis und dann den rechten. Beide Kreise sind gleich groß. Machen Sie die Übung erst mit einem Arm, dann mit dem anderen, dann mit beiden Armen zusammen.

Variante 1: Daumenachten

Im Sitzen oder im Stehen. Strecken Sie den linken Arm nach vorne aus und strecken Sie den Daumen nach oben. Fahren Sie nun mit dem linken ausgestreckten Arm die liegenden Achten in der Luft ab. Folgen Sie mit den Augen Ihrem Daumen. Ziehen Sie diese Form mehrmals nach, bis es Ihnen leicht fällt. Wiederholen Sie die Achter mit dem rechten Arm, dann mit beiden Armen.

Variante 2: Augenachten

Sie sitzen Ihrem Kind gegenüber. Nehmen Sie einen kleinen, runden Gegenstand in die Hand und bitten Sie Ihr Kind, ihm mit den Augen zu folgen. Zeichnen Sie langsam liegende Achten in die Luft. Wenn Ihr Kind sich nicht mehr auf den Gegenstand konzentrieren kann, machen Sie eine kurze Pause und beginnen von neuem. Die Zahl der Wiederholungen richtet sich danach, wie schwierig die Übung für das Kind ist. Weniger ist am Anfang mehr.

Variante 3: Papierachten

Im Sitzen. Legen Sie ein Blatt Papier quer vor Ihr Kind. Achten Sie darauf, dass Ihr Kind gerade sitzt und das Papier gerade vor ihm liegt. Markieren Sie einen Punkt in der Mitte. Das ist der Schnittpunkt der liegenden Acht. Bitten Sie Ihr Kind, mit einem Stift große Achten auf das Papier zu zeichnen. Eventuell führen Sie seine Hand, bis es die Acht alleine malen kann.

Switching

In einer Diskussion mit Ihrem Partner reagieren Sie heftiger, als Sie eigentlich wollen. Der Gedanke an ein bevorstehendes Gespräch mit einer Kollegin bringt Sie aus der Fassung. In solchen Stresssituationen ist das Phänomen Switching am Werk.

Switching – Stress blockiert das Denken

Der Begriff Switching kommt aus dem Englischen und bedeutet wörtlich »schalten«. Bei Stress schaltet kurzzeitig eine Gehirnhälfte ab. Auf einmal ist das Verhalten ganz anders als im Normalzustand. In der Kinesiologie nennen wir diesen Zustand Switching. Wir brauchen aber beide Seiten unseres Gehirns, die linke mit dem klaren Verstand und die rechte mit Gefühl und Phantasie. Nur dann können wir klar und lebendig sein, strukturiert und phantasievoll. Wir sind ständig auf das reibungslose Zusammenspiel beider Gehirnhälften angewiesen. Am Thema Autokauf wird das deutlich. Wir informieren uns, vergleichen die Fakten, rechnen mögliche Alternativen durch – die linke Gehirnhälfte ist aktiv. Dann verlieben wir uns in ein Auto, und plötzlich – rechte Gehirnhälfte – treten die Zahlen in den Hintergrund. Zumindest so lange, bis sich die linke Seite mit Bedenken wieder meldet usw. Der ganze Entscheidungsprozess ist, gehirnmäßig gesehen, ein Wechselspiel von links und rechts. Für eine ausgewogene Entscheidung brauchen wir beides: stimmige Fakten und ein gutes Gefühl.

Test – Werden Sie bei Stress chaotisch oder phantasielos?

Die meisten Menschen reagieren auf Stress mit Switching. Viele haben ein ganz bestimmtes Stressmuster und schalten fast immer links oder rechts ab. Welche Gehirnhälfte schalten Sie unter Stress ab?
Stellen Sie sich vor, Sie werden unerwartet aufgefordert, eine kleine Rede zu halten. Falls diese Vorstellung Ihnen einen Schrecken einjagt, schaltet in diesem Augenblick wahrscheinlich eine Ihrer Gehirnhälften ab. Welche es ist, können Sie leicht herausfinden. Ist Ihr Gehirn plötzlich wie leer gepustet und Ihnen fällt absolut nichts ein, schaltet mit der rechten Seite Ihre Phantasie ab. Reden Sie drauflos und fabrizieren viel zusammenhangloses Zeug, schaltet links ab und damit

der ordnende Verstand. In allen möglichen Alltagssituationen brauchen wir die Fähigkeit, quer zu denken und neue Ideen zu entwickeln – rechts –, und eine prüfende Instanz, die sich um die Realisierbarkeit dieser Ideen kümmert – links. Dazu ist der freie Energiefluss zwischen beiden Gehirnhälften notwendig.

Selbsthilfe bei Switching

Mit der Cook-Übung stärken Sie das Zusammenspiel beider Gehirnhälften. Dazu bringen Sie die Fingerspitzen beider Hände zusammen, um den Energiefluss im Gehirn zu synchronisieren.

Am besten ist es, diese Übung regelmäßig zu machen. Zum Beispiel vor den Hausaufgaben. Beim Nachdenken über ein Problem, das Sie aus der Fassung bringt. Vor einem wichtigen Gespräch, auf das Sie sich optimal vorbereiten möchten. Manche Lehrer machen die Übung mit der ganzen Klasse vor dem Diktat.

Cook-Übung: Die einzelnen Schritte

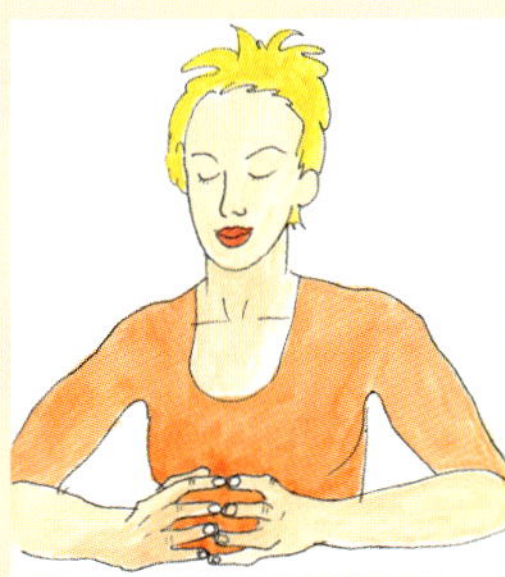

1 Machen Sie es sich bequem und atmen Sie ein paarmal tief durch.
2 Strecken Sie beide Arme zur Seite aus. Stellen Sie sich in der linken Hand Ihre linke Gehirnhälfte und in der rechten Hand Ihre rechte Gehirnhälfte vor.
3 Bringen sie beide Hände langsam zusammen, bis sich die Fingerspitzen leicht berühren. In dieser Position können sich Ihre beiden Gehirnhälften gut integrieren.
4 Schließen Sie die Augen und konzentrieren Sie sich für eine Minute oder länger auf Ihre Hände. Vielleicht nehmen Sie ein leichtes Kribbeln in den Fingern wahr.
5 Machen Sie weiter mit der Übung, bis Sie sich klar, wach und zugleich gelassen fühlen.

Kreativitätsblockaden

Sie schreiben beruflich und sind Profi, aber an manchen Tagen ringen Sie um jede Zeile. Ihre Diplomarbeit liegt in den letzten Zügen, Sie stehen unter Zeitdruck und kommen nicht weiter. Sie entwerfen eine Rede für eine Familienfeier, aber Ihnen fällt nichts ein.

Wenn es nicht mehr fließt

Jeder, der kreativ tätig ist, kennt solche Phasen. Manchmal fließt alles von alleine, manchmal ist alles mühsam. Kreativität ist ein Zusammenspiel von beiden Gehirnhälften. Die linke, analytische Hälfte speichert alle möglichen Informationen ab. Die rechte, ganzheitliche Seite setzt diese zu neuen Ideen zusammen. Bei Kreativitätsblockaden schaltet die rechte Hälfte ab. Ursache dafür sind Übermüdung, zu viel Druck und Stress oder vielleicht auch Mangel an Informationen. Ein weiterer wichtiger Auslöser für Kreativitätsblockaden ist die innere Selbstzensur. Kreativität kann nur fließen, wenn wir sie nicht von vornherein ausbremsen. Doch der innere Zensor sagt uns, dass wir nicht gut genug sind. Er lässt uns erst gar keine Chance und verhindert Kreativität. Wir geben auf und schalten ab.

Jeder ist kreativ

Die meisten Menschen sind der Meinung, dass sie nicht kreativ sind. Sie haben irgendwann die Erfahrung gemacht, dass sie nicht malen können. Da sie Kreativität mit künstlerischen Tätigkeiten verbinden, meinen sie nun, dass ihnen generell jede Kreativität fehlt. Tatsächlich ist Kreativität in allen Lebensbereichen gefragt, ganz besonders bei jeder Art von Problemlösung. Wer also mit Phantasie seine Wohnung einrichtet, ein Geschenk aussucht oder eine Krise managt, ist kreativ.

Den inneren Kritiker zum Schweigen bringen

Ideen sind zarte Pflänzchen. Sie können nur aufblühen, wenn sie nicht gleich im Keim erstickt werden. Wir müssen also den inneren Kritiker in diesem Stadium zum Schweigen bringen. Wie beim Brainstorming ist zunächst jede Idee willkommen, egal wie verrückt oder unrealistisch sie auch sein mag. Kritik ist zu diesem Zeitpunkt nicht erlaubt. Erst nachdem alle Ideen gesammelt sind, werden sie ausgewertet und auf ihre Umsetzung hin überprüft. Jetzt darf der innere Kritiker wieder seinen Kommentar dazugeben, er soll sogar. Kreativität braucht Raum. Wenn wir kreativ sind, erleben wir ein Gefühl von innerer Weite. Alle Ideen sind willkommen. Sie *dürfen* sprudeln. Unsere Phantasie ist ein endloses Reservoir an Ideen. Wir fühlen uns lebendig und stecken andere mit unserer Freude und Begeisterung an. Alles fließt, auch die Energie.

Selbsthilfe bei Kreativitätsblockaden

- Bei Stress, Druck oder Ängsten finden Sie in dem entsprechenden Kapitel Energieübungen, um sich wieder zu entspannen.
- Bei Ideenstau durch zu viel Denken bringen Sie sich mit der hier beschriebenen Übung »Gehirnknöpfe massieren« innerhalb kürzester Zeit wieder ins Fühlen.

Gehirnknöpfe massieren

In der Traditionellen Chinesischen Medizin haben die Endpunkte des Nierenmeridians, Niere 27, Bezug zum Gehirn. In der Lernkinesiologie für Kinder werden sie auch Gehirnknöpfe genannt.

Sie finden diese Punkte links und rechts vom Brustbein in der kleinen Kuhle unterhalb des Schlüsselbeins. Werden sie leicht massiert, stellen sie den freien Energiefluss im Gehirn wieder her.

Und so wird's gemacht:

Legen Sie eine Hand flach auf den Nabel und massieren Sie mit Daumen und zwei Fingern der anderen Hand die beiden Punkte Niere 27. Atmen Sie dabei ganz bewusst und tief. Nach etwa zwanzig Sekunden wechseln Sie die Hände und wiederholen die Übung.

Machen Sie weiter, bis Sie sich ruhig, gelassen und klar fühlen.

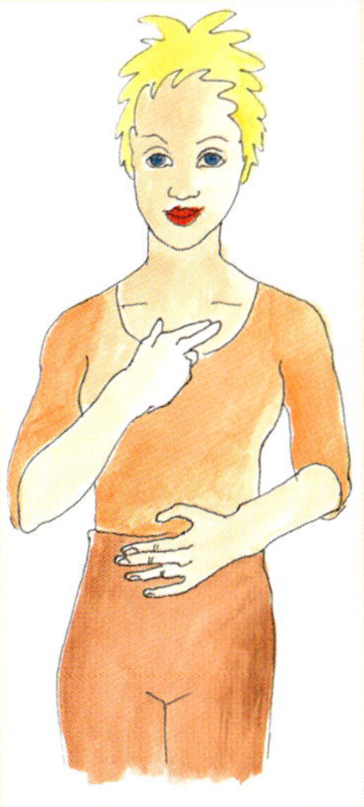

Selbstzweifel

Selbstbewussten Menschen fällt es leicht, sich mit ihren Stärken und Fähigkeiten zu präsentieren, sie bekommen viel positives Feedback. Schüchterne, unsichere Menschen neigen dazu, sich zu verstecken, und haben selten Erfolgserlebnisse. Wer diesen Kreislauf unterbrechen will, muss ein gesundes Gefühl für den eigenen Wert entwickeln.

Vergleich ohne Chancen

Ein geringes Selbstwertgefühl ist für viele Menschen ein großes Problem. Es zeigt sich in Selbstzweifeln oder Gefühlen der Unzulänglichkeit. Selbstzweifel entstehen, wenn der Vergleich mit anderen negativ ausfällt – »Ich bin nicht gut genug«. Das kann viele Bereiche betreffen: Begabungen, Leistungen, Schönheit, Status, Reichtum – »Ich bin nicht klug, schlank, durchsetzungsfähig, kontaktfreudig, erfolgreich genug«.

Der innere Dialog

In Gedanken hört sich das dann vielleicht so an: *Sie hat eine Superfigur und kann einfach alles tragen, daneben fühle ich mich wie ein Trampel. Er kann sich eben viel besser verkaufen als ich. Die Frauen fliegen auf ihn, na ja, er ist eben auch ein toller Typ, im Gegensatz zu mir. Sie macht in ihrem Beruf Karriere, und ich bin schon vierzig und habe immer noch nichts erreicht.*

Unerreichbare Idealvorstellungen

Um sich bei dem Vergleich mit anderen schlecht zu fühlen, sind noch zwei weitere Kriterien erforderlich: Erstens das Gefühl, etwas zu bewundern und anzustreben. Das eigene Wertesystem verknüpft dieses Etwas, sei es Leistung, Status oder Aussehen, mit Wertvollsein. Zweitens sitzt ganz tief das Gefühl, das aber niemals erreichen zu können.

1 »Ich bin nicht gut genug« +
2 »Ich will auch so sein, dann bin ich wertvoll« +
3 «Ich kann das nicht«

Wer von Selbstzweifeln geplagt ist, sieht bei anderen nur die Stärken und bei sich selbst nur die Schwächen. Man wertet sich selbst ab und ist sein schärfster Kritiker. Umso wichtiger ist es, mit sich selbst liebevoll umgehen zu lernen. Reden Sie so mit sich, wie Sie es mit einem Kind tun würden, das Sie sehr gern haben und dem Sie das auch zeigen.

Selbsthilfe bei Selbstzweifeln

Nach Vorstellung der Traditionellen Chinesischen Medizin beeinträchtigen Selbstzweifel den freien Energiefluss im Dickdarmmeridian. Mit der Energiebalance bringen Sie sich emotional wieder ins Gleichgewicht.

Die einzelnen Schritte

1 Machen Sie es sich so bequem wie möglich. Sorgen Sie dafür, dass Sie für ein paar Minuten ungestört sind, und konzentrieren Sie sich.

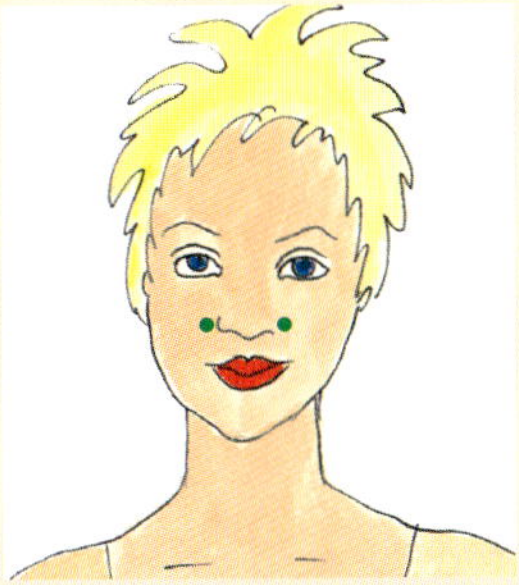

2 Welche Selbstzweifel quälen Sie? Wie möchten Sie gern sein, glauben jedoch, das beim besten Willen nicht erreichen zu können?

3 Beobachten Sie Ihre Gedanken. Was denken Sie über sich und Ihre Fähigkeiten? Was sagen Sie zu sich selbst? In welchem Tonfall reden Sie mit sich, ermunternd, liebevoll oder eher kritisch und abwertend?

4 Wie groß sind Ihre Selbstzweifel? Bewerten Sie Ihr Gefühl der Unzulänglichkeit auf einer Skala von 0 bis 10.

5 Klopfen Sie die Dickdarmpunkte neben den unteren Nasenflügeln mit den beiden Mittelfingern. Üben Sie dabei nur leichten Druck aus. Schließen Sie die Augen.

6 Fahren Sie mit dem Klopfen fort, bis Sie Erleichterung verspüren. Dies kann bereits nach wenigen Sekunden oder auch erst nach einigen Minuten der Fall sein.

7 Bewerten Sie erneut Ihr Gefühl der Unzulänglichkeit auf der Skala von 0 bis 10. Es ist nicht notwendig, 0 oder 1 zu erreichen, die Einstufung sollte jedoch deutlich niedriger liegen als vorher. Ansonsten fahren Sie mit dem Klopfen noch eine Weile fort.

8 Was ist jetzt anders als vorher? Achten Sie auf jede positive Veränderung in Ihren Gedanken, Gefühlen und in Ihrem Körper. Registrieren Sie neue Ideen zu dem Thema oder einfach nur inneren Frieden mit sich selbst und Lebensfreude.

Schuldgefühle

Unangemessene Schuldgefühle zermürben und machen auf Dauer krank. Bleiben wir in der Spirale der Selbstvorwürfe hängen, kann das sogar zur Depression führen. Die hier vorgestellte Selbsthilfetechnik kann Ihnen dabei helfen, sich von überzogenen Schuldgefühlen zu befreien. Dies ist dann der Fall, wenn Sie diese Gefühle erheblich intensiver erleben, als es der Situation entsprechend angebracht wäre.

Der Sinn von Schuldgefühlen

Schuldgefühle signalisieren, dass wir einen unserer eigenen Wertmaßstäbe verletzt haben. Unser Wertesystem haben wir in der Kindheit von unseren Bezugspersonen übernommen und später mehr oder weniger verändert. Der Sinn von Schuldgefühlen ist, uns auf diese Verletzung aufmerksam zu machen und dafür zu sorgen, dass wir in Zukunft anders und so handeln, dass wir mit uns selbst im Reinen sein können.

Selbstvorwürfe

Im Laufe der Erziehung hören die allermeisten Menschen von ihren Eltern Aussagen wie *»Warum hast du das bloß gemacht? Das hätte dir doch nicht passieren dürfen. Das durftest du nicht tun. Wie konntest du dich nur so unmöglich benehmen?«* Diese Fragen kann ein Kind natürlich nicht beantworten. Zurück bleibt ein ungutes Gefühl, ein nagendes schlechtes Gewissen. Als Erwachsene haben wir diese Stimmen vollkommen verinnerlicht und reden mit uns selbst auf die gleiche Art und Weise. Viele Selbstvorwürfe beginnen mit *Ich sollte* oder *Ich hätte besser* und führen garantiert zu Schuldgefühlen und schlechtem Gewissen.

Schuld und Verantwortung

Schuldgefühle sind nur dann sinnvoll, wenn sie dazu führen, dass wir die Verantwortung für einen tatsächlich gemachten Fehler übernehmen. Konkret bedeutet das, wir werden aktiv und ziehen Konsequenzen: *Ja, ich habe die Situation falsch eingeschätzt. Ich habe eben nicht genug aufgepasst. Heute wüsste ich es besser. Heute bin ich klüger. Ich überlege mir, wie ich den Fehler korrigieren oder wiedergutmachen und wie ich mich in Zukunft anders oder richtiger verhalten kann.*

Selbsthilfe bei Schuldgefühlen

Nach Vorstellung der Traditionellen Chinesischen Medizin beeinträchtigen unangemessene oder unberechtigte Schuldgefühle den Energiefluss im Dickdarmmeridian, und Gewissensbisse blockieren die Energie im Meridian Dreifacher Erwärmer. Mit der Energiebalance bringen Sie sich emotional wieder ins Gleichgewicht.

Die einzelnen Schritte

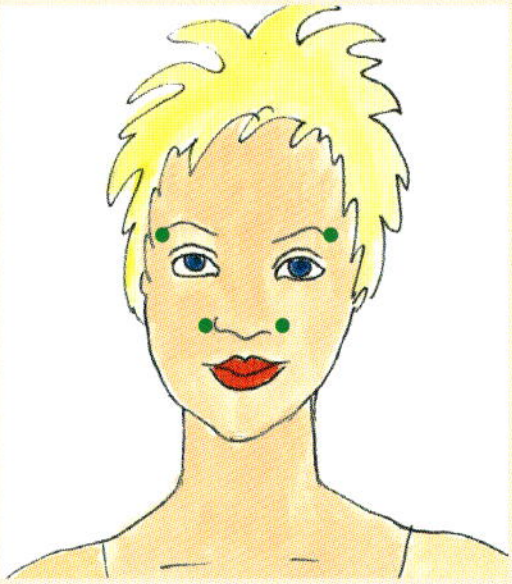

1 Machen Sie es sich so bequem wie möglich, sorgen Sie dafür, dass Sie für ein paar Minuten ungestört sind, und konzentrieren Sie sich.
2 Welche Schuldgefühle quälen Sie? Von welcher inneren Last möchten Sie sich befreien? Wie fühlt sich Ihr Körper an?
3 Beobachten Sie Ihre Gedanken. Was sagen Sie zu sich selbst? Wie reden Sie mit sich, liebevoll oder eher kritisch und abwertend?
4 Wie groß sind Ihre Schuldgefühle? Bewerten Sie Ihr Gefühl auf einer Skala von 0 bis 10.
5 Klopfen Sie zuerst die Dickdarmpunkte neben den unteren Nasenflügel, dann die Punkte des Dreifachen Erwärmers am äußeren Rand der Augenbrauen mit beiden Mittelfingern. Bleiben Sie bei den Punkten, die am besten wirken. Üben Sie nur leichten Druck aus. Schließen Sie die Augen.
6 Fahren Sie mit dem Klopfen fort, bis Sie Erleichterung verspüren. Dies kann bereits nach wenigen Sekunden oder auch erst nach einigen Minuten der Fall sein.
7 Bewerten Sie erneut Ihre Schuldgefühle auf der Skala von 0 bis 10. Es ist nicht notwendig, 0 oder 1 zu erreichen, die Einstufung sollte jedoch deutlich niedriger liegen als vorher. Ansonsten fahren Sie mit dem Klopfen noch eine Weile fort.
8 Was ist jetzt anders als vorher? Achten Sie auf jede positive Veränderung in Ihren Gedanken, Gefühlen und in Ihrem Körper. Registrieren Sie neue Ideen zu dem Thema oder einfach nur Gelassenheit und Lebensfreude.

Antriebslosigkeit

Ein Stapel unerledigter Papiere liegt auf Ihrem Schreibtisch. Für das letzte Wochenende hatten Sie sich vorgenommen, endlich die Steuer zu machen, aber Sie konnten sich nicht aufraffen. Sie hatten keine Lust. Jetzt schieben Sie den Berg weiter vor sich her. Jedes Mal, wenn der Blick auf Ihren Schreibtisch fällt, haben Sie ein schlechtes Gefühl. Aufgeschobene Aufgaben lähmen und machen unzufrieden.

Lust oder Unlust – eine Frage der Motivation

Antriebsschwäche kann einfach nur ein kurzer Durchhänger sein, ein Motivationstief. Dahinter kann sich jedoch auch ein grundlegendes Motivationsproblem verbergen. Man ist innerlich verlangsamt und passiv. Dies kann viele Ursachen haben, zum Beispiel eine allgemeine Ziellosigkeit und fehlende Orientierung. Oder man verfolgt die falschen Ziele und hat unbewusste Ängste vor dem, was danach kommt. Oft steckt man seine Ziele zu hoch. Ein innerer Zwiespalt zwischen Gedanken wie *Ich sollte doch, ich müsste* und *Wie soll ich das schaffen* oder *Ich will aber nicht* entsteht. Vielleicht ist Antriebsschwäche eine Aufforderung, etwas zu ändern: zu hinterfragen, neue Ziele zu suchen, gut mit sich selbst umzugehen und für sich zu sorgen.

Was die Lebensenergie schwächt

Wenn die alltäglichen Anforderungen einen Kampf mit sich selbst auslösen, kostet das zusätzlich Kraft. Innere Konflikte schwächen die Lebensenergie. Gedanken können motivieren oder eine Ursache für Antriebslosigkeit sein. Viele Menschen sind selber ihr schärfster Antreiber und Kritiker zugleich. Gnadenlose innere Dialoge sind buchstäblich Energieräuber. Wenn es gelingt, sie zu identifizieren und zu eliminieren, hat man mehr Energie.

Die Thymusdrüse

Die Thymusdrüse liegt hinter dem Brustbein in der Mitte der Brust. Sie erfüllt wichtige Aufgaben in unserem Immunsystem. In der Kinesiologie ist sie das Organ der Lebensenergie.
Das griechische Wort *thymos* bedeutet so viel wie Lebenskraft. Es steht auch für Sturm, das Bewegende, ein heftiges Verlangen, volle Vitalität. Eine funktio-

nierende Thymusdrüse sorgt für allgemeine Gesundheit und ein hohes Energieniveau. Bei Stress, Angst und Konflikten ist die Thymusdrüse geschwächt. Man kann sie innerhalb von Sekunden mit einer einfachen Methode stärken. Setzen Sie die Selbsthilfeübung ein als Akuthilfe bei einem Leistungsknick und überwinden Sie damit einen toten Punkt. Ist die Thymusdrüse wieder aktiviert, fühlt man sich sofort kraftvoller. Die Konzentration steigt an, die Müdigkeit ist wie weggeblasen.

Selbsthilfe bei Antriebslosigkeit

Bei Antriebsschwäche läuft die Thymusdrüse, das körpereigene Energiezentrum, auf halber Kraft. Das Leben wird anstrengend. Die folgende Energieübung aktiviert die Thymusdrüse und steigert die Lebensenergie. Sie bekommen neuen Schwung für anstehende Aufgaben.

Thymusdrüse durch Klopfen aktivieren

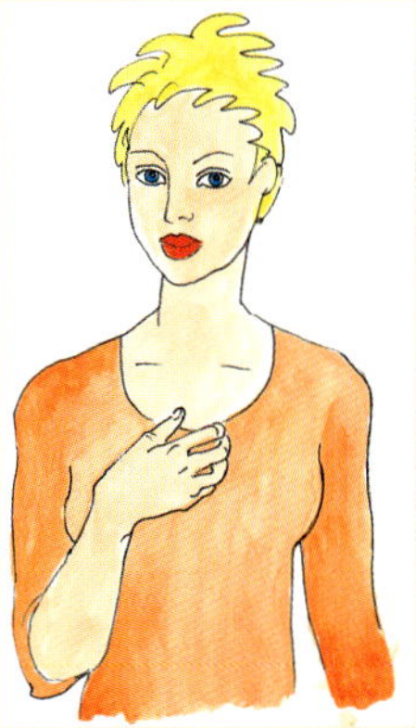

Klopfen Sie leicht und rhythmisch mit den Fingerkuppen auf die Thymusdrüse in der Mitte der Brust. Zu Beginn klopfen Sie ca. 20-mal. Steigern Sie die Anzahl nach Bedarf. Entscheidend ist Ihr Wohlbefinden. Achten Sie beim Klopfen darauf, wie sich Ihr Körpergefühl und Ihr Energieniveau dabei verändern. Vielleicht zeigt ein tiefer Atemzug an, dass Sie sich entspannt und zugleich neue Energie getankt haben.

Variante:

Denken Sie beim Klopfen an eine Aufgabe, die Sie glauben nicht bewältigen zu können. Dieser Gedanke schwächt Ihre Lebensenergie. Das Klopfen aktiviert die Thymusdrüse und setzt neue Energie frei. Eine Hilfe, um sich dafür zu entscheiden, jetzt anzufangen und die Aufgabe zu erledigen.

Depressive Verstimmungen

Wir sind niedergeschlagen, fühlen uns erschöpft, können uns zu nichts aufraffen und dem Leben kaum Positives abgewinnen. Die Gegenwart erleben wir als sinnlos, die Vergangenheit als freudlos und die Zukunft als hoffnungslos.

Stimmungsschwankungen sind noch keine Depression

Depressive Verstimmungen sind schwer zu ertragen, noch dazu in einer Gesellschaft, die sich auf die Fahnen geschrieben hat, immer gut drauf zu sein. Stimmungsschwankungen gehören aber zum Leben. Sie sind normale Reaktionen auf Enttäuschungen und Verluste. Wir brauchen dann Raum, um diese Erfahrungen zu verarbeiten. Danach können wir einen neuen Anlauf nehmen. Erst wenn dies nicht mehr gelingt und der Rückzug in immer größere Resignation führt, spricht man von Depression als Krankheit.

Trotz Power depressiv

Depressive Verstimmungen assoziieren wir nicht mit Power. Doch Stress und Depressivsein müssen sich nicht widersprechen. Viele äußerlich erfolgreiche und dynamische Menschen leiden unter Gefühlen der Sinn- und Wertlosigkeit. Man sieht es ihnen nicht an. Sie legen großen Wert auf ihre äußere Erscheinung, trimmen sich in Job und Fitness-Studio zu Höchstleistungen, sind immer gut drauf und werden bewundert. Doch in ihrem Inneren sieht es ganz anders aus. Auch mit übermäßigen Aktivitäten gelingt es ihnen nicht, ihr Gefühl der Wertlosigkeit zu übertünchen.

Die Rolle der Gedanken

Depressive Verstimmungen lassen sich durch Gedanken bessern oder verschlimmern. Beobachten Sie dazu einmal, was Ihnen durch den Kopf geht. Am besten schreiben Sie Ihre Gedanken auf. Manche Menschen reden sich mehr und mehr in eine Problemspirale hinein. Vielleicht neigen Sie dazu, streng und unerbittlich mit sich umzugehen oder sich mit anderen Menschen zu vergleichen. Diese haben dann eine glücklichere Beziehung, erfolgreichere Kinder, größeren Wohlstand und eine bessere Figur als Sie. Prompt fühlen Sie sich schlecht. Da wird es Zeit für einen Gedankenstopp.

Selbsthilfe bei depressiven Verstimmungen

Nach Vorstellung der Traditionellen Chinesischen Medizin verursachen Gefühle von Hoffnungslosigkeit eine Energiestörung im Dreifachen Erwärmer. Mangel an Selbstwertgefühl beeinträchtigt den Dickdarmmeridian. Bei depressiven Verstimmungen ist der freie Energiefluss in diesen beiden Meridianen gestört. Doch der Dreifache Erwärmer steht bei ausgeglichenem Energiefluss auch für Hoffnung, Leichtigkeit und freudige Erregung und der Dickdarm für ein gesundes Gefühl für den eigenen Wert. Mit der Energiebalance bringen Sie sich emotional wieder ins Gleichgewicht.

Die einzelnen Schritte

1 Machen Sie es sich so bequem wie möglich. Sorgen Sie dafür, dass Sie für ein paar Minuten ungestört sind, und konzentrieren Sie sich.

2 Wie hoch stufen Sie Ihre negativen Gefühle auf einer Skala von 0 bis 10 ein?

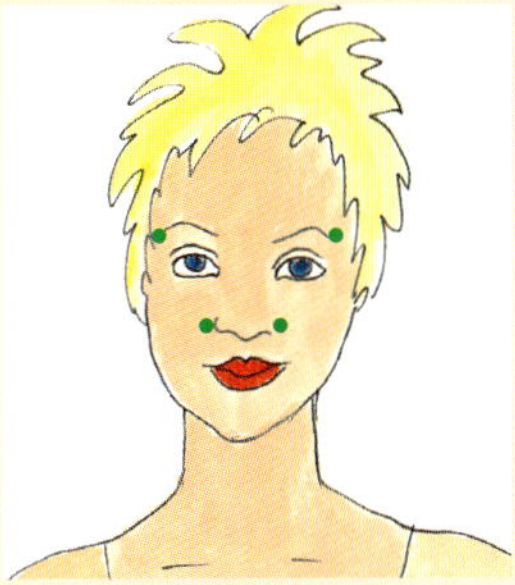

3 Klopfen Sie folgende Akupunkturpunkte mit den Mittelfingern: zuerst die Punkte des Dreifachen Erwärmers am äußeren Ende der Augenbrauen und dann die Dickdarmpunkte neben den unteren Nasenflügeln. Klopfen Sie die Punkte auf beiden Seiten und üben Sie dabei nur leichten Druck aus. Schließen Sie die Augen.

4 Bleiben Sie schließlich bei den Punkten, die am besten für Sie wirken.

5 Fahren Sie mit dem Klopfen fort, bis Sie merken, dass Ihre Stimmung steigt. Dies kann nach kurzer Zeit oder erst nach Minuten der Fall sein.

6 Wie hoch stufen Sie Ihre negativen Gefühle auf einer Skala von 0 bis 10 jetzt noch ein? Es ist nicht notwendig, 0 oder 1 zu erreichen. Die Einstufung sollte jedoch deutlich niedriger liegen als vorher. Ansonsten fahren Sie mit dem Klopfen noch eine Weile fort.

7 Was ist jetzt anders als vorher in Ihren Gedanken, Gefühlen und in Ihrem Körper? Achten Sie auf jede positive Veränderung, die Ihnen signalisiert, dass Sie sich wieder mit Interesse dem Leben zuwenden.

Enttäuschung

Sie freuen sich auf Ihren Urlaub, und nun gefällt Ihnen das Hotel überhaupt nicht. Am liebsten würden Sie sofort abreisen. Im Job haben Sie sich sehr für einen Kollegen eingesetzt und gehen davon aus, dass er Ihre Bemühungen wertschätzt. Doch davon keine Spur. Sie sind enttäuscht, vielleicht auch verletzt.

Wie Enttäuschung entsteht

Erwartungen entpuppen sich als Illusion. Je größer die Erwartung war, desto stärker ist unsere Enttäuschung. Wir haben uns etwas vorgemacht, uns Dankbarkeit, eine glückliche Beziehung oder ein gutes Geschäft erhofft, doch die Träume sind geplatzt.

Unrealistische Erwartungen

Wir erwarten Glück von Beziehungen, von Dingen und Lebensumständen. Doch genau diese verursachen auch Enttäuschungen. Sie bringen nicht immer das erhoffte Glück oder stattdessen sogar erhebliches Leid. Unrealistische oder unausgesprochene Erwartungen tragen dazu bei. Welche Erwartungen sind überhaupt realistisch? Wie stehen wir zu unseren Bedürfnissen und sprechen wir sie klar aus? In der ersten Enttäuschung kommt es leicht zu überzogenen Reaktionen. Wir wollen am liebsten die Beziehung ganz abbrechen, haben vielleicht sogar Rachegedanken. Wir denken *Nicht mit mir. Das mache ich nicht mit.* Wenn wir uns beruhigt haben, können wir unsere Gefühle besser ausdrücken und unseren Standpunkt klar vertreten.

Manchmal treffen wir auch grundlegende Entscheidungen. Man erkennt sie am *nie wieder.* Nur weil uns das Hotel in Rom nicht gefällt, beschließen wir, *nie wieder* nach Italien zu reisen. In hoch emotionalen Situationen treffen wir solche Entscheidungen und vergessen sie dann. Sie wirken aber unbewusst fort und engen uns ein.

Neubeginn nach einer Enttäuschung

In einer akuten Situation können Sie sich mit der folgenden Selbsthilfeübung über die erste Enttäuschung hinweghelfen und das Beste aus der Situation machen. Zum Beispiel im Urlaub, wenn Sie unzufrieden sind, daran jetzt aber nichts ändern können. Auch bei einem beruflichen Misserfolg muss man sich nach der ersten Enttäuschung neu motivieren.

Selbsthilfe bei Enttäuschung

Nach Vorstellung der Traditionellen Chinesischen Medizin ist bei Enttäuschung der freie Energiefluss im Magenmeridian blockiert. Mit der Energiebalance bringen Sie sich emotional wieder ins Gleichgewicht.

Die einzelnen Schritte

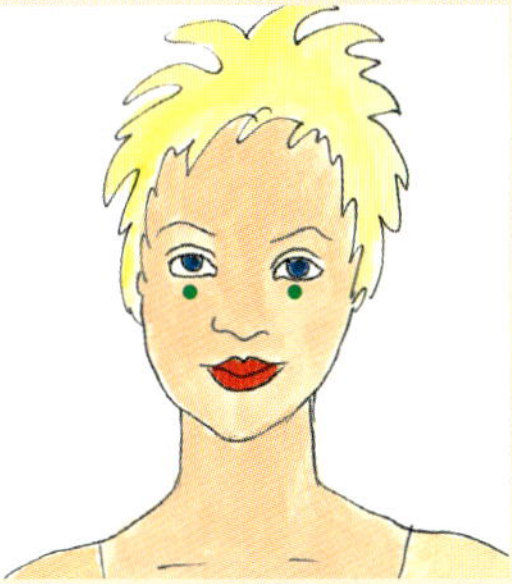

1 Machen Sie es sich so bequem wie möglich. Sorgen Sie dafür, dass Sie für ein paar Minuten ungestört sind, und konzentrieren Sie sich.
2 Worüber sind Sie enttäuscht? Welche Erwartungen wurden nicht erfüllt? Wie fühlt sich Ihr Körper dabei an?
3 Beobachten Sie Ihre Gedanken. Was sagen Sie zu sich selbst? In welchem Tonfall reden Sie mit sich, traurig oder eher aufgebracht?
4 Wie groß ist Ihre Enttäuschung auf einer Skala von 0 bis 10?
5 Klopfen Sie die Magenpunkte in der Mitte unter den Augen mit den Mittelfingern. Üben Sie dabei nur leichten Druck aus. Schließen Sie die Augen, denken Sie an das Thema und lassen Sie es sich entwickeln.
6 Fahren Sie mit dem Klopfen fort, bis Sie Erleichterung verspüren. Dies kann bereits nach wenigen Sekunden oder auch erst nach einigen Minuten der Fall sein.
7 Bewerten Sie erneut Ihre Enttäuschung auf der Skala von 0 bis 10. Es ist nicht notwendig, 0 oder 1 zu erreichen, die Einstufung sollte jedoch deutlich niedriger liegen als vorher. Ansonsten fahren Sie mit dem Klopfen noch eine Weile fort.
8 Machen Sie weiter, bis Sie ohne jedes negative Gefühl daran denken können, das Beste aus der bestehenden Situation zu machen.
9 Was ist jetzt anders als vorher? Achten Sie auf jede positive Veränderung in Ihren Gedanken, Gefühlen und in Ihrem Körper. Registrieren Sie neue Ideen zu dem Thema oder einfach nur Gelassenheit und Lebensfreude.

Eifersucht

Ihr neuer Freund telefoniert ständig mit seiner Ex. Ihre Freundin kündigt an, alleine verreisen zu wollen. In letzter Zeit muss Ihr Partner häufig länger arbeiten. Sie können ihn jedoch weder im Büro noch über Handy erreichen. Das Telefon klingelt, Sie heben ab, und es wird aufgelegt. Eifersucht flammt auf.

Das Feuer der Eifersucht

Eifersucht gehört in der Traditionellen Chinesischen Medizin zum Element Feuer. Man brennt vor Eifersucht, dreht fast durch. Stellt sich die Eifersucht als berechtigt heraus, überfallen einen alle negativen Gefühle auf einmal. Die Gefahr besteht, dass man überreagiert. Doch auch unbegründete Eifersucht kann einem sehr zu schaffen machen.

Eifersucht entsteht in der Phantasie

Vermutungen lassen die Phantasie wuchern. Man stellt sich vor, wie der Partner einen betrügt. Diese Vorstellung bringt Emotionen zum Kochen, und dies wiederum gilt dann als Beweis dafür, dass der Verdacht stimmt. Derartige Phantasien können rasch ein Eigenleben entwickeln.

Eifersucht ist Angst, nicht genug geliebt und letzten Endes verlassen zu werden – eine normale Reaktion, wenn die Beziehung in Gefahr ist. In gesundem Maß kann sie eine Partnerschaft beleben. Übermäßige Eifersucht dagegen klingt auch dann nicht ab, wenn sie sich als unbegründet herausstellt. Sie kann eine Beziehung zerstören.

Das beste Mittel gegen Eifersucht

Das beste Mittel gegen Eifersucht sind ein gesundes Selbstwertgefühl, eine gute Kommunikation in der Beziehung und ein ausgefülltes Leben. Eifersucht beruht auf dem Gefühl, zu wenig Liebe oder Aufmerksamkeit zu bekommen. Doch Mangelgefühle kann man nicht stillen, indem man vom Partner permanent Aufmerksamkeit verlangt. Man kann nur selbst die Sicherheit gewinnen: *Ich bin liebenswert* und *Ich kann meinem Partner genug bieten.*

Hilfe bei akuter Eifersucht

Bei akuter Eifersucht kann man sich mit der folgenden Selbsthilfeübung schnell beruhigen und wieder einen klaren Kopf bekommen. Ein offenes Gespräch ist wieder möglich.

Selbsthilfe bei Eifersucht

Nach Vorstellung der Traditionellen Chinesischen Medizin verursacht übermäßige Eifersucht Überenergie im Meridian Dreifacher Erwärmer. Mit der Energiebalance bringen Sie sich emotional wieder ins Gleichgewicht.

Die einzelnen Schritte

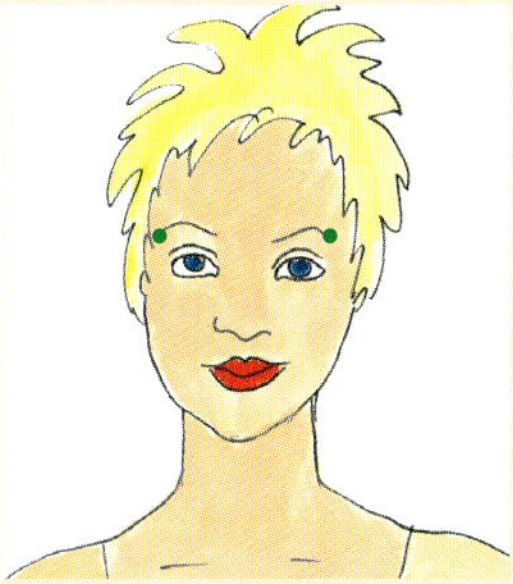

1 Machen Sie es sich so bequem wie möglich. Sorgen Sie dafür, dass Sie für ein paar Minuten ungestört sind, und konzentrieren Sie sich.
2 Was malen Sie sich in Ihrer Phantasie aus? Welche Gefühle rufen diese Vorstellungen in Ihnen hervor? Wie fühlt sich Ihr Körper dabei an?
3 Beobachten Sie Ihre Gedanken. Was sagen Sie zu sich selbst? In welchem Tonfall reden Sie mit sich, besänftigend oder eher aufgebracht?
4 Wie groß ist Ihre Eifersucht auf einer Skala von 0 bis 10?
5 Klopfen Sie nun die Punkte des Dreifachen Erwärmers am äußeren Ende der Augenbrauen mit den beiden Mittelfingern. Üben Sie dabei nur leichten Druck aus. Schließen Sie die Augen, denken Sie an das Thema und lassen Sie es sich entwickeln.
6 Fahren Sie mit dem Klopfen fort, bis Sie Erleichterung verspüren. Dies kann bereits nach wenigen Sekunden oder auch erst nach einigen Minuten der Fall sein.
7 Bewerten Sie erneut Ihre Eifersucht auf der Skala von 0 bis 10. Es ist nicht notwendig, 0 oder 1 zu erreichen, die Einstufung sollte jedoch deutlich niedriger liegen als vorher. Ansonsten fahren Sie mit dem Klopfen noch eine Weile fort.
8 Machen Sie weiter, bis Sie wieder ruhig sind und klar denken können.
9 Was ist jetzt anders als vorher? Achten Sie auf jede positive Veränderung in Ihren Gedanken, Gefühlen und in Ihrem Körper. Registrieren Sie neue Ideen zu dem Thema oder einfach nur Gelassenheit und Lebensfreude.

Register

Die Autorin
Dr. phil. Isa Grüber ist Heilpraktikerin mit eigener Praxis in Köln. Sie studierte Sinologie und lebte fünf Jahre in China. In ihrer Praxis bietet sie Psychologische Beratung, Coaching und Seminare mit Kinesiologie und NLP an. Dabei verknüpft sie Erfahrungswissen aus der Traditionellen Chinesischen Medizin mit Erkenntnissen der modernen Psychologie. Im Südwest Verlag ist bereits ihr erfolgreicher Titel »Praxisbuch Kinesiologie« erschienen.
www.wie-will-ich-leben.de

Hinweis
Das vorliegende Buch ist sorgfältig erarbeitet worden. Dennoch erfolgen alle Angaben ohne Gewähr. Weder Autorin noch Verlag können für eventuelle Nachteile oder Schäden, die aus den im Buch gemachten praktischen Hinweisen resultieren, eine Haftung übernehmen.

Literatur
Callahan, Roger J.: Leben ohne Phobie. VAK Verlags GmbH. 9. Auflage, Kirchzarten 2004
Cameron-Bandler, Leslie u. a.: Die Intelligenz der Gefühle. Junfermann Verlag. 4. Auflage, Paderborn 2005
Dennison, Paul E., Dennison, Gail: Brain-Gym. VAK Verlags GmbH. 16. Auflage, Kirchzarten 2004
Diamond, John: Die heilende Kraft der Emotionen. VAK Verlags GmbH. 15. Auflage, Kirchzarten 2005

Bildnachweis
Peter von Felbert, München: U1: Corbis, Düsseldof/David Raymer: 15; Getty Images, München/Photonica/Seth Goldfarb: 46; Interfoto, München/Karger Decker: 12, 22; Jump, Hamburg/Kristiane Vey: 70

Illustrationen
Dr. Thordis Cremer-Swoboda

Impressum

Redaktion:
Nina Andres

Projektleitung:
Dr. Harald Kämmerer

Bildredaktion:
Dietlinde Orendi

Umschlaggestaltung und Konzeption:
R.M.E. Eschlbeck/Kreuzer/Botzenhardt

Satz/DTP:
Der Buch*macher*, Arthur Lenner, München

Druck und Bindung:
Druckerei Uhl, Radolfzell

Printed in Germany

Gedruckt auf chlor- und säurearmem Papier

ISBN-10: 3-517-06997-3
ISBN-13: 978-3-517-06997-5

9817 2635 4453 6271